CECÍLIA JULIANI AURÉLIO

FISIOLOGIA GERAL
Descomplicada

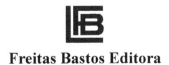

Freitas Bastos Editora

Copyright © 2023 by Cecília Juliani Aurélio.
Todos os direitos reservados e protegidos pela Lei 9.610, de 19.2.1998.
É proibida a reprodução total ou parcial, por quaisquer meios,
bem como a produção de apostilas, sem autorização prévia,
por escrito, da Editora.

Direitos exclusivos da edição e distribuição em língua portuguesa:

Maria Augusta Delgado Livraria, Distribuidora e Editora

Direção Editorial: *Isaac D. Abulafia*
Gerência Editorial: *Marisol Soto*
Diagramação e Capa:: *Julianne P. Costa*

Dados Internacionais de Catalogação na Publicação (CIP) de acordo com ISBD

```
A927f      Aurélio, Cecília Juliani
                Fisiologia Geral Descomplicada / Cecília Juliani
           Aurélio. - Rio de Janeiro, RJ : Freitas Bastos, 2023.
                240 p. : 15,5cm x 23cm.

                Inclui bibliografia.
                ISBN: 978-65-5675-325-6

                1. Fisiologia. 2. Anatomia. 3. Funcionamento do corpo
           humano. 4. Sistema ósseo. 5. Sistema articular. 6. Sistema
           cardiocirculatório. 7. Sistema respiratório. 8. Sistema di-
           gestório. 9. Sistema excretor. 10. Sistema nervoso. 11. Sis-
           tema sensorial. 12. Sistema endócrino. 13. Sistema reprodu-
           tor. 14. Sistema tegumentar. 15. Sistema imune. I. Título.
2023-2090                                                   CDD 612
                                                            CDU 612
```

Elaborado por Vagner Rodolfo da Silva – CRB-8/9410

Índices para catálogo sistemático:
1. Fisiologia 612
2. Fisiologia 612

Freitas Bastos Editora
atendimento@freitasbastos.com
www.freitasbastos.com

SUMÁRIO

MINI ATLAS DE ANATOMIA 11

SISTEMA ÓSSEO 23
   OSSOS 23
   CLASSIFICAÇÃO DOS OSSOS 25
   OSSOS LONGOS 26
   MEDULA ÓSSEA 27
   OSSO COMPACTO E ESPONJOSO 29
   METABOLISMO DO TECIDO ÓSSEO 30
   OSTEOBLASTOS E OSTEOCLASTOS 31

SISTEMA ARTICULAR 33
   TIPOS DE ARTICULAÇÕES 33
   TIPOS DE CARTILAGEM 35
   ARTICULAÇÕES IMÓVEIS 36
   ARTICULAÇÕES SEMI-MÓVEIS 37
   ARTICULAÇÕES MÓVEIS 39

SISTEMA MUSCULAR 41
   FIBRA MUSCULAR 42
   CONTRAÇÃO MUSCULAR 44
   PLACA MOTORA 45
   MÚSCULO ESTRIADO ESQUELÉTICO 47
   MÚSCULO CARDÍACO 48
   MÚSCULO LISO 49

SISTEMA CARDIOCIRCULATÓRIO 51
   A BOMBA CARDÍACA 51

CIRCULAÇÃO PULMONAR E CIRCULAÇÃO SISTÊMICA 53
O CICLO CARDÍACO 54
FUNCIONAMENTO DOS VENTRÍCULOS 55
VALVAS CARDÍACAS 57
ARTÉRIAS 58
VEIAS 59
POTENCIAL DE MEMBRANA NAS CÉLULAS CARDÍACAS 61
BOMBA DE SÓDIO E POTÁSSIO NAS CÉLULAS CARDÍACAS 62
EFEITO DO POTÁSSIO NO CORAÇÃO 63
EFEITO DO CÁLCIO NO CORAÇÃO 65
PLATÔ NAS CÉLULAS CARDÍACAS 66
EFEITO DA TEMPERATURA NO CORAÇÃO 67
PRÉ-CARGA E PÓS-CARGA 68
CONTROLE CARDÍACO SIMPÁTICO E PARASSIMPÁTICO 70
NERVOS SIMPÁTICO E PARASSIMPÁTICO NO CORAÇÃO 71
EXCITAÇÃO RÍTMICA DO CORAÇÃO 72
MECANISMO DE FRANK-STARLING 73
ELETROCARDIOGRAMA 75
BRADICARDIA 76
TAQUICARDIA PAROXÍSTICA 77

SISTEMA RESPIRATÓRIO 79
ETAPAS DA RESPIRAÇÃO CELULAR 79
ETAPAS DA GLICÓLISE 81
ETAPAS DO CICLO DE KREBS 82
ETAPAS DA FOSFORILAÇÃO OXIDATIVA 84
SISTEMA RESPIRATÓRIO 85
FUNÇÕES DAS VIAS AÉREAS 87
FUNÇÕES DO NARIZ 88
REFLEXO DA TOSSE 89
VOCALIZAÇÃO 90
MOVIMENTOS RESPIRATÓRIOS 91
HEMATOSE 93
TRANSPORTE DE GASES 94

HEMOGLOBINA 96
CARBOXIEMOGLOBINA 97
VENTILAÇÃO ALVEOLAR 98
MECÂNICA DA VENTILAÇÃO PULMONAR 100
MEMBRANA RESPIRATÓRIA 101
AR ALVEOLAR E AR ATMOSFÉRICO 102
CONTROLE DA RESPIRAÇÃO 104
CONTROLE NERVOSO DA MUSCULATURA RESPIRATÓRIA 105
VOLUMES PULMONARES 107
CAPACIDADES PULMONARES 108
VOLUME MINUTO RESPIRATÓRIO 110
SURFACTANTE PULMONAR 111
VOLUME SANGUÍNEO NOS PULMÕES 112
HIPÓXIA 113
ATELECTASIA 115
DERRAME PLEURAL 116
EDEMA PULMONAR 117
ENFISEMA PULMONAR 119
PNEUMONIA 120
ASMA 121

SISTEMA DIGESTÓRIO 123
DIGESTÃO NA BOCA 123
DIGESTÃO NO ESTÔMAGO 125
DIGESTÃO NO DUODENO 126
DIGESTÃO NO INTESTINO DELGADO 127
INTESTINO GROSSO 129
ENZIMAS DIGESTIVAS 130
MOVIMENTOS DO TRATO DIGESTÓRIO 132
EFEITO DA COLECISTOCININA 133
EFEITO DA SECRETINA E DO PEPTÍDEO INIBITÓRIO GÁSTRICO 134
INERVAÇÃO PARASSIMPÁTICA DO TRATO GASTRINTESTINAL 135
INERVAÇÃO SIMPÁTICA DO TRATO GASTRINTESTINAL 136
CIRCULAÇÃO ESPLÂNCNICA 137

  NEUROTRANSMISSORES ENTÉRICOS 138
  PLEXO MIOENTÉRICO 139
  PLEXO SUBMUCOSO 140
  REGULAÇÃO DO ESVAZIAMENTO GÁSTRICO 141
  SISTEMA NERVOSO ENTÉRICO 142
  FUNÇÕES DO FÍGADO 143
SISTEMA EXCRETOR 145
  FUNÇÕES DO SISTEMA EXCRETOR 145
  EXCREÇÃO NITROGENADA 147
  RINS 148
  URINA 150
  NÉFRON 151
SISTEMA NERVOSO 153
  FUNÇÕES DO SISTEMA NERVOSO 153
  NEURÔNIOS 155
  IMPULSO NERVOSO 156
  SINAPSE 158
  GÂNGLIO E NERVOS 159
  SISTEMA NERVOSO CENTRAL 161
  SISTEMA NERVOSO PERIFÉRICO 162
  SISTEMA NERVOSO AUTÔNOMO 164
  CÉREBRO 165
  CEREBELO 167
  TRONCO ENCEFÁLICO 168
  MEDULA ESPINHAL 170
  ARCO REFLEXO 171
  MENINGES 173
SISTEMA SENSORIAL 175
  ORGÃOS SENSORIAIS 175
  VISÃO 177
  AUDIÇÃO 178
  OLFATO E PALADAR 179
  RECEPTORES DE SUPERFÍCIE 181

SISTEMA ENDÓCRINO 183
- FUNÇÕES DO SISTEMA ENDÓCRINO 183
- HIPOTÁLAMO 185
- HIPÓFISE 186
- TIREOIDE 188
- PARATIREOIDES 190
- SUPRARRENAIS 191
- PÂNCREAS 193
- OVÁRIOS 194
- TESTÍCULOS 195

SISTEMA REPRODUTOR FEMININO 197
- O SISTEMA REPRODUTOR FEMININO 197
- CICLO MENSTRUAL 198
- CICLO OVARIANO 200
- TUBAS UTERINAS 202
- ÚTERO 203
- VAGINA 204

SISTEMA REPRODUTOR MASCULINO 207
- O SISTEMA REPRODUTOR MASCULINO 207
- SÊMEN 209
- PRÓSTATA 210

SISTEMA TEGUMENTAR 213
- O SISTEMA TEGUMENTAR 213
- EPIDERME 215
- DERME 216
- GLÂNDULAS EXÓCRINAS 217

SISTEMA IMUNE 219
- SISTEMA IMUNE 219
- GLÓBULOS BRANCOS 221
- GRANULÓCITOS E AGRANULÓCITOS 222
- LINFÓCITOS 223
- TIPOS DE IMUNIDADE 224
- BAIXA IMUNIDADE 226

IMUNIDADE ATIVA 227
IMUNIDADE PASSIVA 228
PRODUÇÃO DE SOROS 229
RESPOSTA IMUNE PRIMÁRIA E SECUNDÁRIA 231
IMUNIDADE HUMORAL E CELULAR 232
ANTICORPOS 234
INFLAMAÇÃO 235

REFERÊNCIAS 239

MINI ATLAS DE ANATOMIA

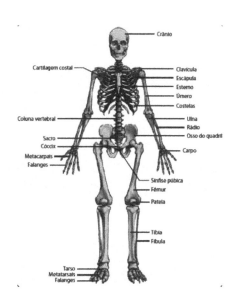

FIGURA 1 – OSSOS DO ESQUELETO
Fonte: DUARTE, Hamilton Emídio. **Anatomia Humana** – 1. ed. 2. reimp. Florianópolis: Universidade Federal de Santa Catarina, 2014.

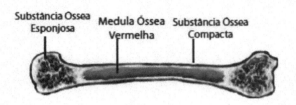

FIGURA 2 – OSSO LONGO
Fonte: DUARTE, Hamilton Emídio. **Anatomia Humana** – 1. ed. 2. reimp. Florianópolis: Universidade Federal de Santa Catarina, 2014.

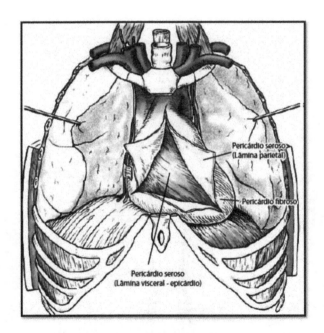

FIGURA 3 – ÓRGÃOS DA CAIXA TORÁCICA
Fonte: DUARTE, Hamilton Emídio. **Anatomia Humana** – 1. ed. 2. reimp. Florianópolis: Universidade Federal de Santa Catarina, 2014.

Mini Atlas de Anatomia

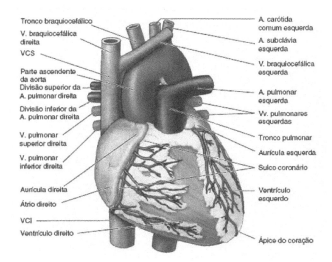

FIGURA 4 – CORAÇÃO E VASOS DA BASE
Fonte: SOBOTTA, **Atlas de Anatomia Humana**, volume 2 / editado por R. Putz e R. Pabst, Rio de Janeiro: Guanabara Koogan, 2008.

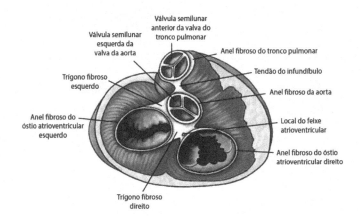

FIGURA 5 – VASOS DA BASE E VALVAS CARDÍACAS
Fonte: SOBOTTA, **Atlas de Anatomia Humana**, volume 2 / editado por R. Putz e R. Pabst, Rio de Janeiro: Guanabara Koogan, 2008.

Fisiologia Geral Descomplicada

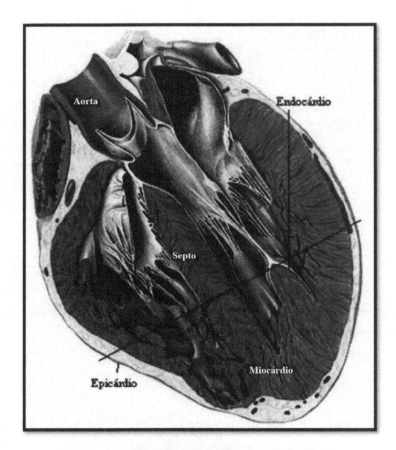

FIGURA 6 – EPICÁRDIO, MIOCÁRDIO E ENDOCÁRDIO
Fonte: SOBOTTA, **Atlas de Anatomia Humana**, volume 2 / editado por R. Putz e R. Pabst, Rio de Janeiro: Guanabara Koogan, 2008.

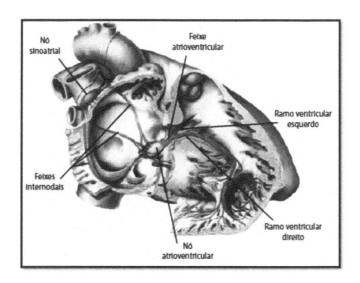

FIGURA 7 – SISTEMA EXCITOCONDUTOR DO CORAÇÃO
Fonte: SOBOTTA, **Atlas de Anatomia Humana**, volume 2 / editado por R. Putz e R. Pabst, Rio de Janeiro: Guanabara Koogan, 2008.

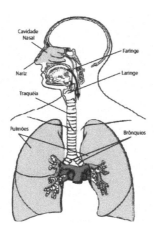

FIGURA 8 – TRATO RESPIRATÓRIO
Fonte: SOBOTTA, **Atlas de Anatomia Humana**, volume 2 / editado por R. Putz e R. Pabst, Rio de Janeiro: Guanabara Koogan, 2008.

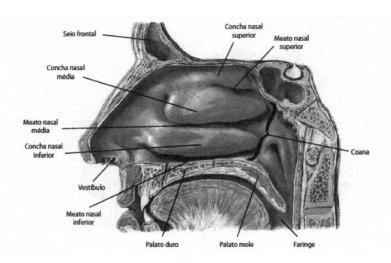

FIGURA 9 – VIAS AÉREAS SUPERIORES
Fonte: SOBOTTA, **Atlas de Anatomia Humana**, volume 2 / editado por R. Putz e R. Pabst, Rio de Janeiro: Guanabara Koogan, 2008.

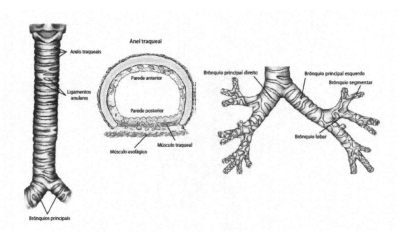

FIGURA 10 – LARINGE, TRAQUEIA E BRÔNQUIOS
Fonte: NASCIMENTO JÚNIOR, B. J. **Anatomia humana sistemática básica**. Ilustrações Orlando Matos de Almeida Neto (Myl Hause) – Petrolina, PE: UNIVASF, 2020.

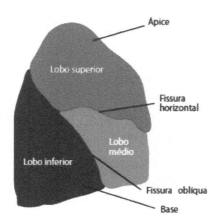

FIGURA 11 – PULMÃO DIREITO
Fonte: SOBOTTA, **Atlas de Anatomia Humana**, volume 2 / editado por R. Putz e R. Pabst, Rio de Janeiro: Guanabara Koogan, 2008.

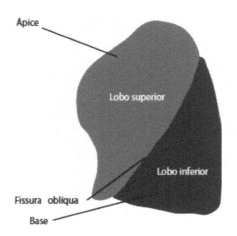

FIGURA 12 – PULMÃO ESQUERDO
Fonte: SOBOTTA, **Atlas de Anatomia Humana**, volume 2 / editado por R. Putz e R. Pabst, Rio de Janeiro: Guanabara Koogan, 2008.

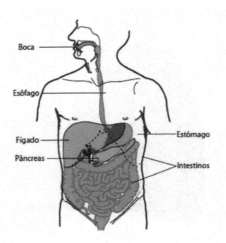

FIGURA 13 – SISTEMA DIGESTÓRIO
Fonte: DUARTE, Hamilton Emídio. **Anatomia Humana** – 1. ed. 2. reimp. Florianópolis: Universidade Federal de Santa Catarina, 2014.

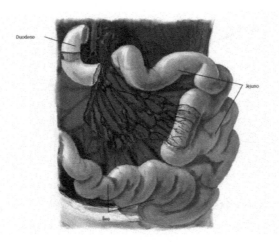

FIGURA 14 – INTESTINO DELGADO
Fonte: DUARTE, Hamilton Emídio. **Anatomia Humana** – 1. ed. 2. reimp. Florianópolis: Universidade Federal de Santa Catarina, 2014.

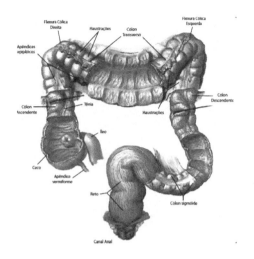

FIGURA 15 – INTESTINO GROSSO
Fonte: DUARTE, Hamilton Emídio. **Anatomia Humana** – 1. ed. 2. reimp. Florianópolis: Universidade Federal de Santa Catarina, 2014.

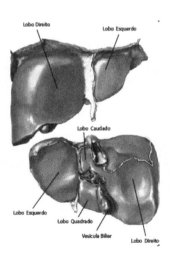

FIGURA 16 – FÍGADO
Fonte: DUARTE, Hamilton Emídio. **Anatomia Humana** – 1. ed. 2. reimp. Florianópolis: Universidade Federal de Santa Catarina, 2014.

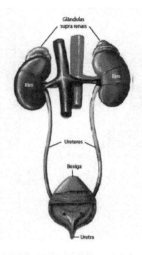

FIGURA 17 – SISTEMA EXCRETOR
Fonte: DUARTE, Hamilton Emídio. **Anatomia Humana** – 1. ed. 2. reimp. Florianópolis: Universidade Federal de Santa Catarina, 2014.

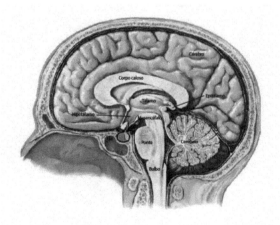

FIGURA 18 – ENCÉFALO
Fonte: DUARTE, Hamilton Emídio. **Anatomia Humana** – 1. ed. 2. reimp. Florianópolis: Universidade Federal de Santa Catarina, 2014.

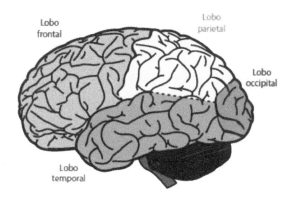

FIGURA 19 – LOBOS CEREBRAIS
Fonte: DUARTE, Hamilton Emídio. **Anatomia Humana** – 1. ed. 2. reimp. Florianópolis: Universidade Federal de Santa Catarina, 2014.

SISTEMA ÓSSEO

OSSOS

🔑 PALAVRAS-CHAVE:
esqueleto – matriz óssea – fosfato – cálcio – colágeno tipo I – periósteo – endósteo

O conjunto de ossos forma o esqueleto, e assim, várias funções são conferidas ao sistema ósseo: sustentação; ampla movimentação, pois compõe sistemas de alavancas; proteção de órgãos e partes moles (vértebras, costelas e crânio); reserva de cálcio, fósforo e magnésio; hemocitopoiese (produção de células do sangue).

O tecido ósseo é um tipo especial de tecido conjuntivo, sendo duro e resistente, pois possui uma matriz intracelular mineralizada. A matriz apresenta 20% de parte orgânica, 65% de material mineral e 15% de água. A parte orgânica contém 95% de colágeno tipo I, e a parte inorgânica contém fosfato e cálcio formando cristais de hidroxiapatita.

O tecido ósseo é um tecido vivo e dinâmico, envolvido por uma membrana de tecido conjuntivo denso, chamada periósteo (exceto nas superfícies articulares). O periósteo protege o osso, contém vasos sanguíneos e serve como ponto de fixação para os músculos. O periósteo apresenta dois folhetos: um superficial e outro profundo. O profundo está em contato direto com a superfície óssea. As artérias do periósteo penetram no osso, irrigando-o. Sem periósteo, o osso deixa de ser nutrido e morre. Já o endósteo é uma membrana que reveste o interior da cavidade medular.

CLASSIFICAÇÃO DOS OSSOS

> **PALAVRAS-CHAVE:**
> longos – alongados – planos – curtos – irregulares – sesamoides – pneumáticos

Os ossos podem apresentar várias formas: longos, alongados, planos, curtos, irregulares, sesamoides, pneumáticos.

Longos: maior comprimento em relação à largura e espessura. Exemplo: fêmur e ulna. Possui canal central com medula óssea. Exemplos: fêmur e ulna.

Alongados: são longos, mas não possuem canal central. Exemplos: costelas, clavículas.

Planos: espessura fina e comprimento e largura equivalentes. Exemplos: ossos do crânio.

Curtos: comprimento, largura e espessura são equivalentes. Exemplos: carpo e tarso.

Irregulares: sem forma geométrica definida. Exemplos: vértebras, escápula.

Sesamoides: pequenos e arredondados, entre tendões e ligamentos. Exemplo: patela.

Pneumáticos: apresentam cavidades aéreas em seu interior.

Um osso pode ter mais de uma classificação. Por exemplo: a patela é um osso curto e sesamoide. O osso frontal é plano e pneumático.

OSSOS LONGOS

🔑 PALAVRAS-CHAVE:
epífise – cartilagem hialina – disco epifisário – diáfise – cavidade medular

Um osso longo tem várias estruturas: extremidades, denominadas epífises. Próximo às epífises, há uma faixa transversal de cartilagem hialina – o disco epifisário (a partir dele ocorre o crescimento do osso). A superfície externa das epífises é lisa e brilhante, pois é revestida por cartilagem hialina, sendo chamada de superfície articular.

O corpo do osso é a diáfise. Nele há uma cavidade central – a cavidade medular, preenchida por medula óssea.

Todo o osso é revestido por uma membrana de tecido fibroso: o periósteo.

MEDULA ÓSSEA

PALAVRAS-CHAVE:
medula vermelha – medula amarela – elementos figurados do sangue – canal medular

A medula óssea é um tecido encontrado no interior dos ossos longos e esponjosos. Pode ser vermelha ou amarela.

A medula óssea vermelha é um tecido de consistência líquido-gelatinosa, presente no interior do canal medular de ossos longos, e nas cavidades dos ossos esponjosos. Tem a função de produção de elementos figurados do sangue, como hemácias, linfócitos e plaquetas. A medula-óssea apresenta células-tronco, com grande capacidade de diferenciação, podendo produzir diferentes tipos de tecidos. São células-tronco pluripotentes, ou seja, células indiferenciadas que dão origem a dois tipos celulares: células linfoides (dão origem aos linfócitos) e células mieloides (formam hemácias, granulócitos, monócitos e plaquetas).

Com o avançar da idade, grande parte da medula óssea vermelha transforma-se em medula óssea amarela. A medula óssea vermelha passa a ser observada apenas em alguns ossos, como esterno, vértebras, costelas. No adulto jovem, também é encontrada nas epífises proximais do úmero e do fêmur.

A medula óssea amarela é encontrada em cavidades de ossos grandes e está envolvida com o armazenamento de gorduras. Consiste de células adiposas e não produz células sanguíneas.

Em situações específicas, como anemias e hemorragias intensas, a medula óssea amarela é capaz de se converter em medula vermelha, produzindo células sanguíneas.

O transplante de medula óssea consiste na substituição da medula óssea doente por uma medula saudável, como forma de tratamento para doenças sanguíneas, como linfomas e leucemias.

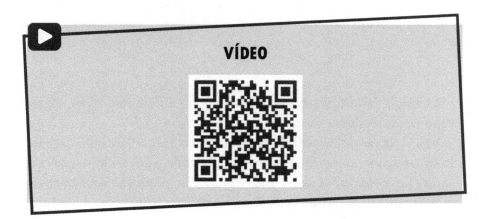

OSSO COMPACTO E ESPONJOSO

🔑 PALAVRAS-CHAVE:
tecido ósseo compacto – tecido ósseo esponjoso – trabéculas ósseas

O osso é formado por vários tecidos: ósseo, cartilaginoso, conjuntivo denso, adiposo e nervoso. Com os mesmos constituintes, a substância óssea se dispõe de forma diferente:

Tecido ósseo compacto: as lamínulas do tecido ósseo encontram-se fortemente unidas, sem espaço livre entre elas. Por isso, é mais denso e duro. Confere proteção e suporte. Presente nas diáfises.

Tecido ósseo esponjoso: encontrado nas epífises e nos ossos curtos, planos e irregulares. As lamínulas ósseas são mais irregulares e seu arranjo deixa lacunas, que são as trabéculas ósseas.

METABOLISMO DO TECIDO ÓSSEO

> **PALAVRAS-CHAVE:**
> cálcio – deposição – reabsorção – paratormônio – calcitonina

Os ossos são reservatórios de cálcio. Os níveis de cálcio estão num limite aproximadamente fixo, para haver deposição ou reabsorção de cálcio, conforme a necessidade. Quando o osso é sujeito à carga, induz à reabsorção. E quando é sujeito à tração, induz à deposição. É assim que funcionam os aparelhos dentários.

O reservatório de cálcio é influenciado por hormônios: paratormônio (sintetizado pelas glândulas paratireoides. Promove a reabsorção óssea e a excreção de fosfato pelos rins, o que eleva os níveis de cálcio no sangue e reduz os de fosfato); e a calcitonina (secretada pelas células parafoliculares – células C – da glândula tireoide. Reduz a concentração sérica de cálcio, pois inibe a reabsorção óssea e a liberação de cálcio, impedindo a produção de novos osteoclastos).

O cálcio da alimentação também é importante, e a vitamina D promove a absorção de cálcio no intestino, facilita a reabsorção renal e ajuda a liberar o cálcio dos ossos.

O metabolismo do cálcio é o movimento do cálcio dentro e fora do corpo, e entre o plasma sanguíneo, os fluidos – extracelular e intracelular – e o osso.

Sistema Ósseo

OSTEOBLASTOS E OSTEOCLASTOS

PALAVRAS-CHAVE:
reabsorção – remodelação – matriz óssea

Os ossos têm um metabolismo bastante ativo, sendo continuamente remodelados. Os osteócitos originam-se de osteoblastos. Os osteoblastos são células jovens com intensa atividade metabólica, e sintetizam a parte orgânica da matriz óssea, composta por colágeno tipo I. Fazem a regeneração óssea após fraturas. Encontram-se no periósteo e no endósteo. Os osteócitos localizam-se em lacunas dentro da matriz óssea, com papel fundamental na manutenção da integridade da matriz óssea.

Os osteoclastos são células grandes que resultam da fusão de várias células fagocitárias. Participam dos processos de reabsorção e remodelação do tecido ósseo. Durante a reabsorção óssea, os osteoclastos liberam enzimas que digerem a matriz orgânica do osso e ácidos que dissolvem os sais.

SISTEMA ARTICULAR

TIPOS DE ARTICULAÇÕES

🔑 PALAVRAS-CHAVE:
articulação fibrosa – articulação cartilaginosa – articulação sinovial

Articulação é a união entre dois ou mais ossos. O sistema articular é formado pelas articulações. As articulações garantem a união e a movimentação dos ossos. As articulações são classificadas em: fibrosas, cartilaginosas e sinoviais.

Articulações fibrosas: entre os ossos que se articulam há tecido conjuntivo fibroso. Podem ser: suturas (articulações típicas do crânio. São imóveis); sindesmoses (articulações com pouco movimento. Exemplo:

articulação tibiofibular) ou gonfoses (encontrada entre a raiz do dente e o alvéolo).

Articulações cartilaginosas: entre os ossos que se articulam há tecido cartilaginoso. Podem ser: sincondroses (os ossos são unidos por cartilagem e os movimentos são limitados. Exemplo: entre a costela e o esterno) ou sínfises (os ossos estão unidos por cartilagem fibrosa. Os movimentos também são limitados. Exemplos: sínfise púbica – entre os ossos do quadril).

Articulações sinoviais: com grande capacidade de movimentação. Possui uma cápsula que envolve as extremidades dos ossos e contém um líquido – o líquido sinovial – lubrificante das superfícies articulares. Exemplo: joelho.

TIPOS DE CARTILAGEM

> **🔑 PALAVRAS-CHAVE:**
> condrócitos – fibras colágenas tipo II – hialina – fibrosa – elástica

A cartilagem é um tipo de tecido conjuntivo. Associam-se aos ossos e também formam estruturas isoladas: nariz, laringe, orelhas, por exemplo. As cartilagens têm boa resistência e boa flexibilidade, desempenhando papel importante nas articulações, protegendo a superfície dos ossos, reduzindo o atrito entre os ossos e amortecendo choques mecânicos.

Nas cartilagens, o tipo celular é o condrócito. Os condrócitos estão delimitados pela matriz. Há três tipos de cartilagens: hialina, elástica e fibrosa.

Cartilagem hialina: tem matriz homogênea, quase transparente, contendo fibras colágenas tipo II. Exemplos: extremidades das costelas, anéis da traqueia, fossas nasais e articulações.

Cartilagem elástica: contém fibras colágenas tipo II e também fibras elásticas sendo, por isso, bem flexíveis. Exemplos: orelhas, epiglote.

Cartilagem fibrosa: possui maior quantidade de fibras colágenas tipo I, sendo muito resistente. Exemplos: discos intervertebrais, meniscos da articulação do joelho.

ARTICULAÇÕES IMÓVEIS

> 🔑 **PALAVRAS-CHAVE:**
> sinartroses – tecido conjuntivo – sinostose – suturas – sindesmoses – gonfoses

Também chamadas de sinartroses e são inflexíveis. As duas superfícies ósseas são contínuas, separadas apenas por uma camada de tecido conjuntivo. Sua função também está relacionada ao crescimento. Depois que o crescimento está completo, ocorre a sinostose (ossificação do tecido). Por isso, as placas do crânio de um recém-nascido não são fundidas, para permitir espaço para o cérebro crescer em todos os planos. As suturas são articulações compostas por fibras de interconexão curtas. São literalmente costuras ósseas, bastante resistentes.

Nas sindesmoses há tecido conjuntivo fibroso que aparece como uma lâmina, uma membrana interóssea.

Nas gonfoses, uma estrutura coniforme encaixa-se em uma depressão óssea, como ocorre entre as raízes dos dentes e alvéolos do maxilar e mandíbula.

ARTICULAÇÕES SEMI-MÓVEIS

PALAVRAS-CHAVE:
anfiartroses – cartilagem hialina – sincondroses – sínfises – tecido conjuntivo

São as anfiartroses, que possuem cartilagens entre os ossos e permitem movimentos que evitam o desgaste excessivo dos ossos, auxiliando no deslizamento destes uns sobre os outros.

Os ossos de uma articulação tipo sincondrose estão unidos por cartilagem hialina. Certas sincondroses são articulações temporárias, com a substituição da cartilagem por osso. É o que ocorre entre alguns ossos do crânio. Outras são permanentes, como as articulações entre as costelas e o esterno.

Nas sínfises, as superfícies articulares estão cobertas por cartilagem fibrosa. É o que ocorre entre os ossos púbicos e entre os corpos vertebrais.

Nas sincondroses, a cartilagem hialina está presente, por exemplo: entre a primeira costela e o esterno.

ARTICULAÇÕES MÓVEIS

> **PALAVRAS-CHAVE:**
> diartroses – bolsa sinovial – líquido sinovial – cápsula articular – cartilagem articular – ligamentos – meniscos

São chamadas de diartroses. Bastante flexíveis, caracterizadas pela presença de bolsas sinoviais, que contém o líquido sinovial, evitando o desgaste ocasionado pelo atrito. São elementos que fazem parte dessas articulações:

Cápsula articular (membrana fibrosa. Possui cápsula fibrosa externa, com grande resistência à tração e membrana sinovial interna, que produz o líquido sinovial)

Cartilagem articular (cartilagem hialina)

Líquido sinovial (secretado pela membrana sinovial. Consiste em ácido hialurônico. Reduz atrito e impactos, lubrifica e nutre a cartilagem articular com oxigênio e nutrientes, e retira os restos metabólitos). Quando uma articulação fica muito tempo imobilizada, o líquido sinovial torna-se viscoso. Com o aumento do movimento, o líquido torna-se menos viscoso. O aquecimento antes dos exercícios estimula a produção de líquido sinovial e diminui a tensão nas articulações.

Ligamentos (estruturas fibrosas)

Meniscos (estruturas nas articulações dos joelhos).

SISTEMA MUSCULAR

> 🔑 **PALAVRAS-CHAVE:**
> contração – relaxamento – estriado esquelético – estriado cardíaco – liso

O tecido muscular é distribuído por todo o corpo, formado por células especializadas em contração e relaxamento. Responsável pela manutenção da postura, pelos movimentos respiratórios, pela variação do calibre dos bronquíolos, pelos batimentos cardíacos, pelo peristaltismo do tubo digestório, pela vasoconstricção, pela ação dos esfíncteres da bexiga urinária, ânus e íris, pelas expressões faciais.

Os músculos correspondem a cerca de 50% do peso total do corpo. Há três tipos de tecido muscular:

Músculos estriados (ou esqueléticos), pois são ligados aos ossos e apresentam contração voluntária.

Músculos lisos que formam paredes de órgãos viscerais e têm contração involuntária.

Músculo estriado cardíaco, encontrado no coração, de contração involuntária. As fibras estriadas cardíacas são exclusivas da parede do coração, o miocárdio.

FIBRA MUSCULAR

PALAVRAS-CHAVE:
miócito – miofibrilas – miosina – tropomiosina – troponina – actina – sarcômero

Sistema Muscular

Um único tipo de célula compõe o tecido muscular: a fibra muscular ou miócito. A fibra muscular é uma célula completa, muito especializada, com propriedade de contração, ou seja, as fibras musculares se encurtam por estímulo nervoso, proporcionando os movimentos.

Em uma fibra muscular, as estruturas predominantes são as miofibrilas, que são filamentos proteicos contráteis, que são dispostos paralelamente ao longo de toda a célula. As principais proteínas estruturais que compõe as miofibrilas são: miosina (espessura grossa), actina (espessura fina), tropomiosina e troponina. As estrias transversais são originárias dessas proteínas. Os filamentos de miosina irão formar as bandas escuras (banda A), enquanto os filamentos de actina formam as bandas claras (banda I). A banda A possui uma faixa mais clara – a banda H – que pode ser observada quando os músculos estão relaxados. Na banda I há uma linha mais escura, a linha Z. Cada unidade de repetição dessa linha Z é chamada de sarcômero.

Sarcômero é a unidade contrátil da célula muscular. Resumindo:
Banda I: filamentos finos
Banda A: filamentos grossos
Banda H: filamentos grossos
Linha Z: delimita o tamanho do sarcômero.

CONTRAÇÃO MUSCULAR

🔑 PALAVRAS-CHAVE:
fibras musculares – actina – miosina – sarcômero – ATP – isométrica – isotônica

As fibras musculares contêm filamentos de proteínas contráteis (actina e miosina), que se repetem ao longo da fibra muscular, formando o sarcômero.

Na contração muscular, a actina desliza-se sobre a miosina. A contração das miofibrilas depende de reações químicas. A energia é fornecida primariamente pela glicose e armazenada na forma de ATP e fosfocreatina.

Após o estímulo, a fibra muscular libera rapidamente para o citoplasma íons de cálcio e magnésio a partir do retículo endoplasmático, desencadeando as reações de liberação de energia do ATP.

Daí ocorre o deslizamento da actina nos sarcômeros, que promove também o deslizamento da miosina. A fibra muscular se contrai totalmente ou não. Se o estímulo para a contração não for suficiente, nada acontecerá. É tudo ou nada. O impulso nervoso, proveniente do sistema nervoso, promove a liberação da acetilcolina nas fibras musculares. A acetilcolina liga-se a receptores da membrana da fibra muscular e, assim, o potencial de ação é desencadeado.

A contração muscular pode ser:

Isométrica: quando o músculo se contrai sem encurtar o tamanho. Exemplo: postura corporal.

Isotônica: quando há o encurtamento do músculo. Exemplo: movimento dos membros.

A contração muscular depende da disponibilidade de íons cálcio e o relaxamento depende de sua ausência. Quando há deficiência no suprimento de oxigênio (anaerobiose) – causada pelo trabalho muscular excessivo – o ácido pirúvico (resultante da glicólise) é convertido em ácido lático, que causa a fadiga muscular. O ácido lático provoca as dores musculares. Depois esse ácido é metabolizado no fígado e o músculo retorna à sua capacidade normal de contração.

PLACA MOTORA

🔑 PALAVRAS-CHAVE:
junções neuromusculares – sinapses – potencial de ação – acetilcolina – fibra muscular

Placas motoras são junções neuromusculares, isto é, são sinapses entre as fibras musculares estriadas e as terminações dos axônios.

O impulso nervoso, a partir do sistema nervoso, percorre um axônio e chega à sinapse (placa motora). Ocorre a liberação de acetilcolina na superfície da fibra muscular, desencadeando um potencial de ação.

Um único axônio pode ter muitas ramificações terminais e formar inúmeras placas motoras, o que possibilita a contração simultânea de muitas fibras musculares. O número de unidades motoras de cada músculo está relacionado com o tipo de função que o músculo deve desempenhar.

MÚSCULO ESTRIADO ESQUELÉTICO

> **🔑 PALAVRAS-CHAVE:**
> contração muscular – fibras musculares – movimentos voluntários – epimísio – perimísio – endomísio – fibras lentas – fibras rápidas

As fibras musculares estriadas esqueléticas constituem o músculo estriado esquelético. São células multinucleadas, longas, cilíndricas, que podem chegar a vários centímetros de comprimento. No citoplasma, o citoesqueleto forma estriações transversais. No organismo, a musculatura esquelética constitui a maior parte da musculatura do corpo.

O controle nervoso é desempenhado pelo sistema nervoso autônomo simpático e é voluntário, com contração rápida e vigorosa. Há a placa motora, que inclui um neurônio motor e todas as fibras musculares por ele inervadas. Essa regulação simpática é responsável pela movimentação corporal (movimentos voluntários, locomoção, expressão facial).

O conjunto de feixes de fibras musculares que compõe um músculo está envolto por uma cápsula fibrosa de tecido conjuntivo: o epimísio. Do epimísio partem septos que penetram na massa muscular envolvendo cada feixe de fibras musculares. Cada septo é o perimísio. Cada fibra muscular está envolta pelo endomísio.

Há dois tipos de fibras musculares esqueléticas:

Fibras lentas (tipo 1): ricas em mioglobina (atua como depósito de oxigênio no sarcoplasma da célula muscular). Possuem cor avermelhada e obtém energia da oxidação de ácidos graxos.

Usada em atividades de resistência. Exemplo: maratonas.

Fibras rápidas (tipo 2): pouca mioglobina. Possuem cor vermelho claro ou esbranquiçada. Obtém energia a partir da glicólise. Usada em atividades de força. Exemplo: levantamento de peso.

MÚSCULO CARDÍACO

PALAVRAS-CHAVE:
discos intercalares – contração – células marcapasso

Possui células alongadas e ramificadas, com estriações transversais (semelhantes ao músculo esquelético). Possuem um ou dois núcleos na região central das células. Há discos intercalares, que são junções especializadas, para que a transmissão do potencial de ação, e a consequente contração, ocorram de forma sincronizada em todo o músculo, para que a contração seja efetiva para a atividade cardíaca.

No músculo cardíaco há células capazes de por si só gerarem estímulos elétricos de forma ordenada: são as células marcapasso.

VÍDEO:

MÚSCULO LISO

🔑 PALAVRAS-CHAVE:
cálcio – contração – junções comunicantes – controle involuntário

Formam camadas envolvendo órgãos, como tubo digestório, bexiga urinária, útero, vasos sanguíneos. Presente no ducto biliar, nos ureteres, no folículo piloso, na íris.

Formado por células fusiformes, com núcleo único. Possui reservatório de íons cálcio utilizados no processo de contração. Possuem junções comunicantes que permitem a passagem de substâncias de uma célula para outra. Não apresenta sarcômeros, nem troponina, ou seja, sem estriações.

O controle nervoso dessas fibras é feito pelo sistema nervoso autônomo e é involuntário, sincronizado e lento. Entretanto, na íris a contração é rápida e precisa, permitindo adaptação rápida às variações de intensidade da luz.

As fibras musculares lisas apresentam capacidade de divisão mitótica, ou seja, são células com capacidade de regeneração.

SISTEMA CARDIOCIRCULATÓRIO

A BOMBA CARDÍACA

PALAVRAS-CHAVE:
miocárdio – bulbo – átrios – ventrículos – sangue arterial – sangue venoso – sístole – diástole

O coração é o órgão central da circulação. É um órgão muscular que impulsiona o sangue para os vasos denominados artérias. É formado por células musculares estriadas cardíacas (miocárdio), que se contraem involuntariamente, sob o estímulo do bulbo.

Nos mamíferos, o coração tem quatro câmaras distintas: dois átrios e dois ventrículos, sem mistura de sangue arterial com venoso.

O movimento de contração do músculo cardíaco é denominado sístole, e o movimento de relaxamento, diástole. Quando os átrios estão em sístole, bombeiam sangue para os ventrículos que estão em diástole. Quando os ventrículos entram em sístole, os átrios entram em diástole, recebendo sangue venoso proveniente do corpo (no átrio direito) e sangue arterial proveniente dos pulmões (no átrio esquerdo). Os batimentos cardíacos resultam dessas contrações.

O ritmo dos batimentos cardíacos é controlado pelo bulbo através de nervos que possuem fibras que liberam noradrenalina, que determina aumento da frequência cardíaca, e fibras que liberam acetilcolina, que determina a sua diminuição.

As paredes do ventrículo esquerdo são mais espessas do que das outras cavidades cardíacas e sangue é ejetado com grande pressão, suficiente para ser levado aos tecidos. Nesse momento, a pressão que o sangue exerce contra a parede das artérias é cerca de 120 mmHg, e quando as cavidades cardíacas relaxam, a pressão sanguínea cai a 80 mmHg.

CIRCULAÇÃO PULMONAR E CIRCULAÇÃO SISTÊMICA

🔑 PALAVRAS-CHAVE:
circulação pulmonar – circulação sistêmica – hematose – gases respiratórios

Pequena circulação (ou circulação pulmonar) é o transporte do sangue aos pulmões. Inicia-se na artéria pulmonar (que sai do ventrículo direito), seguindo pelos vasos pulmonares, até os alvéolos, onde ocorrem as trocas gasosas. Até os alvéolos, o sangue é rico em gás carbônico. Após a hematose, passa a ser rico em oxigênio.

A grande circulação (ou circulação sistêmica) inclui o transporte do sangue a todo o organismo. Inicia-se no ventrículo esquerdo, onde o sangue é bombeado para a artéria aorta que se ramifica em artérias chegando a todos os tecidos. O sangue, rico em oxigênio, é distribuído a todas as células, e em seguida, o sangue rico em gás carbônico, resultante da respiração celular, retorna ao coração, no átrio direito, pelas veias.

Assim, o sangue pobre em oxigênio passa pelas cavidades do lado direito do coração, enquanto o sangue rico em oxigênio passa pelo átrio e ventrículo esquerdos.

Existe total integração entre o sistema respiratório e o sistema circulatório. Gases respiratórios (oxigênio e gás carbônico) são transportados até às células. Pelo sangue, também são transportados nutrientes, excretas e hormônios.

O CICLO CARDÍACO

🔑 PALAVRAS-CHAVE:
diástole – sístole – potencial de ação – nodo sinusal – feixe atrioventricular

O ciclo cardíaco consiste em um período de relaxamento, chamado diástole, durante o qual o coração se enche com sangue, seguido de um período de contração chamado sístole.

Cada ciclo inicia-se pela geração espontânea de um potencial de ação no nodo sinusal. Esse potencial de ação se propaga rapidamente pelos átrios, e depois pelo feixe atrioventricular para os ventrículos.

Devido a essa disposição especial do sistema de condução dos átrios para os ventrículos, existe um retardo de mais de 1/10 de segundo, durante a passagem do impulso cardíaco dos átrios para os ventrículos. Isso permite que os átrios se contraiam antes dos ventrículos, antes do início da forte contração muscular.

Os átrios funcionam como bombas para os ventrículos, e esses ventrículos, por sua vez, fornecem a maior parte da força que vai propelir o sangue pelo sistema vascular.

VÍDEO:

FUNCIONAMENTO DOS VENTRÍCULOS

🔑 **PALAVRAS-CHAVE:**
diástole – sístole – potencial de ação – nodo sinusal – feixe atrioventricular – enchimento rápidos dos ventrículos

Fisiologia Geral Descomplicada

Durante a sístole ventricular, grande quantidade de sangue se acumula nos átrios, devido ao fechamento das valvas atrioventriculares. Tão logo termina a sístole, as pressões moderadamente aumentadas nos átrios promovem imediatamente a abertura destas valvas atrioventriculares, o que permite o fluxo rápido de sangue para os ventrículos, o que é chamado de período de enchimento rápido dos ventrículos.

A pressão ventricular que causa o fechamento das valvas atrioventriculares abre as valvas semilunares (aórtica e pulmonar).

Imediatamente o sangue começa a sair dos ventrículos, com cerca de 70% do esvaziamento ocorrendo durante o primeiro terço do período de ejeção, chamado período de ejeção rápida. E os 30% restantes, é chamado período de ejeção lenta.

VALVAS CARDÍACAS

> **🔑 PALAVRAS-CHAVE:**
> átrios – ventrículos – valva mitral – valva tricúspide – valva aórtica – valva pulmonar

Entre o átrio direito e o ventrículo direito encontra-se a valva atrioventricular direita (ou tricúspide), e entre o átrio esquerdo e o ventrículo esquerdo encontra-se a valva atrioventricular esquerda (bicúspide ou mitral). Essas valvas impedem que o sangue impulsionado pelos ventrículos retorne para os átrios. Na abertura da artéria pulmonar, no ventrículo direito, está a valva pulmonar. Na abertura da aorta, no ventrículo esquerdo, está a valva aórtica. Estas valvas, chamadas de semilunares, impedem o retorno do sangue aos ventrículos.

O átrio direito apresenta suas paredes relaxadas enquanto recebe o sangue que vem do corpo, pobre em oxigênio e rico em gás carbônico. Em seguida, o átrio se contrai e a valva tricúspide se abre, resultando na condução do sangue ao ventrículo direito. Depois de fechada a valva, o ventrículo direito se contrai e envia o sangue para os pulmões, via artéria pulmonar. Nos pulmões ocorre a hematose.

O átrio esquerdo recebe dos pulmões sangue rico em oxigênio e pobre em gás carbônico pelas veias pulmonares. As paredes do átrio se contraem, a valva mitral se abre e o sangue é conduzido para o ventrículo esquerdo. Em seguida, a valva mitral se fecha e o ventrículo esquerdo bombeia o sangue oxigenado para todas as partes do corpo.

ARTÉRIAS

> 🔑 **PALAVRAS-CHAVE:**
> sangue oxigenado – resistente – espessa – alta pressão – túnica íntima – túnica média – túnica adventícia

As artérias são vasos sanguíneos que transportam sangue oxigenado do coração para o corpo. As artérias apresentam paredes bastante **resistentes e espessas**. Nelas o sangue que corre nas artérias está sob forte pressão. São compostas por três camadas: túnica íntima, túnica média e túnica adventícia.

A túnica adventícia é a camada mais externa dos vasos sanguíneos e apresenta como principais componentes o colágeno e as fibras elásticas. A túnica média é rica em células musculares lisas, além de fibras e glicoproteínas. Nas artérias de calibre maior, a túnica média apresenta-se bem espessa. A túnica íntima é a camada mais interna de células endoteliais.

A pressão arterial é a pressão que o sangue faz na parede das artérias. No momento da sístole (período de contração do coração), a pressão arterial é maior, enquanto na diástole (período de relaxamento do coração), o que se observa é uma menor pressão.

VEIAS

🔑 PALAVRAS-CHAVE:
gás carbônico – válvulas venosas – túnica íntima – túnica média – túnica adventícia

É pelas veias que o sangue, presente em vários tecidos do corpo, retorna ao coração. Transportavam sangue rico em gás carbônico, também chamado de sangue venoso. As veias são tubos formados por válvulas venosas que impedem o fluxo inverso do sangue. Para controlar o fluxo de sangue da maneira correta, as veias possuem válvulas que ajudam na manutenção da pressão sanguínea, assim como previnem o acúmulo de sangue. Quando essas válvulas são danificadas, as veias tornam-se tortuosas e acumulam sangue, um problema chamado varizes.

Elas possuem a capacidade de contração e expansão de seu tamanho de acordo com a quantidade de sangue disponibilizado, por isso elas servem de reservatório. As veias, assim como artérias, possuem três camadas formando suas paredes: a túnica íntima, a túnica média e a túnica adventícia.

POTENCIAL DE MEMBRANA NAS CÉLULAS CARDÍACAS

> **PALAVRAS-CHAVE:**
> diferença de voltagem – íons positivos – íons negativos – sódio – potássio – potencial de ação – potencial de repouso

Potencial de membrana é a diferença de voltagem através de uma membrana devido ao excesso de íons positivos em um lado da membrana, e de íons negativos do outro lado.

A existência do potencial de repouso deve-se principalmente à diferença de concentração de íons de sódio e potássio. A entrada de íons de sódio na célula e a saída de íons de potássio da célula levam ao potencial de ação com inversão dos íons positivos e negativos da membrana.

Esse potencial de ação está relacionado à contração das células cardíacas retornando novamente ao potencial de repouso.

O potencial de membrana típico para uma membrana de célula cardíaca é de -85mV. Durante o batimento, o potencial tem seu valor aumentado para +20mV.

Resumindo: no potencial de ação há inversão das cargas dos íons das membranas. Este é o momento de contração muscular. Após, há o retorno ao potencial de repouso.

BOMBA DE SÓDIO E POTÁSSIO NAS CÉLULAS CARDÍACAS

PALAVRAS-CHAVE:
potencial de membrana – membrana plasmática – difusão facilitada – concentração diferencial – impulsos elétricos

O potencial de membrana nas células cardíacas depende da entrada de sódio na célula e da saída de potássio.

Ocorre maior concentração de sódio fora da célula do que dentro da célula. E maior concentração de potássio dentro da célula do que fora dela. A tendência é que as concentrações se igualem. Esses íons atravessam normalmente a membrana plasmática por difusão facilitada. Para cada 3 íons de sódio que se movem para fora, 2 íons potássio se movem para dentro.

A bomba de sódio e potássio é um processo ativo que permite a manutenção da concentração diferencial desses íons. É fundamental para o metabolismo manter essa diferença de concentração.

Assim, tem-se a inversão dos íons positivos e negativos da membrana. Esse potencial de ação promove a contração da célula cardíaca, uma vez que propicia a transmissão de impulsos elétricos, sendo estabelecida a diferença de carga elétrica entre os dois lados da membrana.

EFEITO DO POTÁSSIO NO CORAÇÃO

PALAVRAS-CHAVE:
líquidos extracelulares – impulso cardíaco – potencial de repouso – fibras musculares cardíacas – contração cardíaca

Fisiologia Geral Descomplicada

O potássio é um eletrólito, ou seja, é um mineral que carrega uma carga elétrica quando dissolvido em líquidos corporais, como o sangue. É necessário para o funcionamento normal das células, nervos e músculos. Quase todo o potássio está localizado dentro das células. O potássio é consumido nos alimentos e bebidas e perdido principalmente na urina. Um pouco também é perdido no trato digestório e no suor. Rins saudáveis ajustam a excreção de potássio às mudanças no consumo.

O excesso de potássio nos líquidos extracelulares faz com que o coração fique dilatado e flácido, reduzindo a frequência cardíaca.

Grande quantidade pode bloquear a condução do impulso cardíaco dos átrios para os ventrículos pelo feixe atrioventricular.

A elevação da concentração de potássio, 2 a 3 vezes os valores normais, pode causar grave enfraquecimento do coração e ritmo anormal que pode levar à morte.

Isso ocorre porque a alta concentração de potássio diminui o potencial de repouso das membranas das fibras musculares cardíacas. Isso resulta na diminuição do potencial de ação, que vai tornando a contração cardíaca progressivamente mais fraca.

VÍDEO:

EFEITO DO CÁLCIO NO CORAÇÃO

🔑 PALAVRAS-CHAVE:
força de contração – contração espástica – flacidez cardíaca

O cálcio é um eletrólito, ou seja, é um mineral que carrega uma carga elétrica quando dissolvido em líquidos corporais, como o sangue. Porém, a maioria do cálcio do organismo não tem carga, pois 99% está armazenado nos ossos.

Além da formação de ossos e dentes, o cálcio é essencial para contração muscular, funcionamento de enzimas, coagulação sanguínea e ritmo cardíaco normal.

Nesse caso, a força de contração do coração é diretamente dependente da concentração de cálcio extracelular.

O excesso de íons cálcio, porém, causa efeitos fazendo com que o coração entre em contração espástica.

Isso é causado pelo efeito direto dos íons cálcio na excitação do processo contrátil cardíaco.

Inversamente, a deficiência dos íons cálcio causa flacidez cardíaca (similar ao efeito do excesso de potássio).

PLATÔ NAS CÉLULAS CARDÍACAS

🗝 PALAVRAS-CHAVE:
potencial de ação – potencial de repouso – canais lentos de cálcio – permeabilidade de membrana

A duração da contração muscular é 15 vezes maior no músculo cardíaco que no músculo esquelético. Isso acontece porque ocorre potencial de ação prolongado e platô no músculo cardíaco. É que a membrana plasmática das células musculares cardíacas tem algumas propriedades diferenciadas:

– Canais lentos de cálcio: esses canais ficam abertos por mais tempo mantendo o potencial de ação mais longo, causando um platô;

– Diminuição da permeabilidade da membrana ao potássio: assim, menos potássio sai da célula, impedindo o retorno precoce ao potencial de repouso.

EFEITO DA TEMPERATURA NO CORAÇÃO

🔑 PALAVRAS-CHAVE:
função cardíaca – temperatura corporal – febre – frequência cardíaca – permeabilidade da membrana

A função cardíaca depende muito do controle da temperatura corporal.

O aumento da temperatura, como na febre, causa aumento acentuado da frequência cardíaca, algumas vezes até o dobro da normal. O calor aumenta a permeabilidade das membranas das células do músculo cardíaco.

A temperatura mais baixa causa diminuição acentuada da frequência cardíaca. Uma vítima de hipotermia na faixa de 15,5 a 21,1ºC, tem a frequência de apenas alguns batimentos por minuto.

PRÉ-CARGA E PÓS-CARGA

🔑 PALAVRAS-CHAVE:
musculatura cardíaca – tensão do miocárdio – pressão diastólica final – pressão na artéria

Ao se avaliar as propriedades contráteis da musculatura cardíaca, é importante especificar o grau de tensão do miocárdio quando ele começa a se contrair.

A Pré-carga é considerada como sendo a pressão diastólica final quando o ventrículo está cheio, ou seja, a tensão exercida na parede ventricular após a contração atrial.

Em outras palavras: é a pressão que o sangue faz no ventrículo quando está cheio antes da sístole (contração). Quanto maior ou menor a tensão, maior ou menor é a pré-carga. A pré-carga depende do retorno venoso.

A Pós-carga do ventrículo é a pressão na artéria que se origina do ventrículo, ou seja, a carga contra a qual o coração contrai durante a sístole. É a resistência enfrentada durante a ejeção do ventrículo. O sangue enfrenta dificuldades de seguir no momento em que ele é expelido para as respectivas artérias.

CONTROLE CARDÍACO SIMPÁTICO E PARASSIMPÁTICO

> **🔑 PALAVRAS-CHAVE:**
> nervos simpáticos – nervos parassimpáticos – nervos vagos – débito cardíaco

A eficiência do bombeamento cardíaco também é controlada pelos nervos simpáticos e parassimpáticos (vagos) que abundantemente inervam o coração.

Para determinado valor de pressão atrial, a quantidade de sangue bombeada a cada minuto, ou débito cardíaco, pode ser aumentada por mais de 100%, pela estimulação simpática. Num adulto jovem, com frequência de 70 batimentos por minuto, a estimulação simpática pode elevá-la para 180 a 200 batimentos.

A estimulação simpática também aumenta a força de contração cardíaca, o volume de sangue bombeado e a pressão de ejeção.

Ao contrário, esse débito pode ser reduzido para até zero, ou quase zero, pela estimulação parassimpática.

Sistema Cardiocirculatório

VÍDEO:

NERVOS SIMPÁTICO E PARASSIMPÁTICO NO CORAÇÃO

PALAVRAS-CHAVE:
nervos simpáticos – norepinefrina – nervos parassimpáticos – acetilcolina

O coração é suprido por nervos simpáticos e parassimpáticos. A estimulação simpática, com a liberação de norepinefrina:

- Aumenta a frequência de descarga do nodo sinusal;
- Aumenta a velocidade de condução dos impulsos nervosos;
- Aumenta a força de contração da musculatura cardíaca.

A estimulação dos nervos parassimpáticos faz com que o hormônio acetilcolina seja liberado. Esse hormônio:

- Diminui a frequência rítmica do nodo sinusal;
- Diminui a excitabilidade das fibras atrioventriculares, lentificando a transmissão do impulso cardíaco para os ventrículos.

VÍDEO:

EXCITAÇÃO RÍTMICA DO CORAÇÃO

PALAVRAS-CHAVE:
sistema excitatório e condutor – nodo sinusal – vias intermodais – nodo atrioventricular – fibras de Purkinje

O coração possui um sistema especializado excitatório e condutor, que controla as contrações cardíacas.

O nodo sinusal (ou sinoatrial) gera o impulso rítmico normal. As vias internodais conduzem o impulso do nodo sinusal para o nodo atrioventricular.

O nodo atrioventricular atrasa o impulso antes de passar para os ventrículos. O feixe atrioventricular conduz o impulso dos átrios para os ventrículos. E os feixes esquerdo e direito das fibras de Purkinje conduzem o impulso cardíaco para todas as partes dos ventrículos.

MECANISMO DE FRANK-STARLING

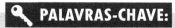

retorno venoso – volume de sangue – distensão do músculo – força de contração

A quantidade de sangue bombeada pelo coração a cada minuto é determinada pelo volume de sangue que flui das veias para o coração, o que é chamado de retorno venoso.

O coração automaticamente bombeia esse sangue para as artérias sistêmicas, de modo que ele possa fluir de novo pelo circuito.

Essa capacidade do coração para se adaptar aos volumes variáveis do sangue que chega é chamada de Mecanismo de Frank-Starling (nome em homenagem a esses dois fisiologistas do século XIX).

Quanto mais o músculo é distendido durante seu enchimento, maior a força de contração e maior a quantidade de sangue bombeado para a aorta. Enfim, o coração bombeia todo o sangue que chega a ele, sem permitir o represamento excessivo de sangue nas veias.

ELETROCARDIOGRAMA

> **PALAVRAS-CHAVE:**
> voltagens elétricas – eletrocardiógrafo – ondas – sístole – despolarização – repolarização

O eletrocardiograma é o registro das voltagens elétricas geradas pelo coração através de um eletrocardiógrafo; representa a corrente elétrica em movimento através do coração durante um batimento.

O batimento cardíaco começa com um impulso do marcapasso cardíaco (nodo sinusal). A partir disso, são desencadeadas as ondas P, Q, R, S e T.

A onda P é causada pela dispersão da despolarização através dos átrios. Isso é seguido pela contração atrial. Representa a ativação dos átrios.

As ondas QRS aparecem como resultado da despolarização dos ventrículos, iniciando a contração dos ventrículos. Portanto, o complexo QRS começa pouco antes do início da sístole ventricular. Essas ondas representam a ativação dos ventrículos.

Finalmente, a onda T representa a fase de repolarização dos ventrículos, quando as fibras musculares ventriculares começam a relaxar. É a chamada onda de recuperação.

VÍDEO:

BRADICARDIA

🔑 PALAVRAS-CHAVE:
frequência cardíaca diminuída – desempenho cardíaco – débito sistólico

Bradicardia significa frequência cardíaca diminuída, como sendo menor que 60 batimentos por minuto.

Para uma pessoa sedentária é um indicador de ineficiência cardíaca. Nos atletas pode significar apenas o aumento do desempenho cardíaco em repouso. O coração do atleta é mais forte que de uma pessoa normal. Isso permite que o coração do atleta bombeie maior débito sistólico por batimento, mesmo durante o repouso.

A quantidade de sangue bombeado para a árvore arterial a cada batimento inicia reflexos circulatórios, que produzem bradicardia quando o atleta está em repouso.

TAQUICARDIA PAROXÍSTICA

PALAVRAS-CHAVE:
descargas rítmicas rápidas – foco irritável – marcapasso cardíaco – paroxismos

Anormalidades em qualquer região do coração, incluindo os átrios, o sistema de Purkinje ou os ventrículos, podem causar descargas rítmicas rápidas, e os impulsos se espalham em todas as direções pelo coração. Esse foco irritável assume a função de marcapasso cardíaco.

O termo paroxístico significa que a frequência cardíaca aumenta em paroxismos, entre 160 a 200 batimentos por minuto. Esses paroxismos começam subitamente.

A taquicardia paroxística atrial normalmente ocorre em jovens, sem grandes prejuízos. A taquicardia paroxística ventricular ocorre quando existe lesão isquêmica nos ventrículos ou quando se tem intoxicação digitálica (por determinados medicamentos).

SISTEMA RESPIRATÓRIO

ETAPAS DA RESPIRAÇÃO CELULAR

> **🔑 PALAVRAS-CHAVE:**
> energia – glicose – piruvato – acetil-CoA – ATP – transferência de elétrons – gás carbônico – água

A respiração em nível celular é um processo bioquímico para obtenção de energia, sendo constituída por três etapas:

- Glicólise: processo de quebra da glicose em partes menores. Essa etapa metabólica acontece no citoplasma da célula. Há a forma-

ção de piruvato (ou ácido pirúvico) que originará a acetil-CoA. Na glicólise há o rendimento de 2 ATPs;
- Ciclo de Krebs: a acetil-CoA é oxidada a CO_2. Esse CO_2 é transportado pelo sangue e eliminado na respiração. O rendimento é de 2 ATPs;
- Cadeia Respiratória: produção da maior parte da energia, com a transferência de elétrons provenientes dos hidrogênios que foram retirados das substâncias participantes nas etapas anteriores. Com isso, são formadas moléculas de água e de ATP. Há muitas moléculas intermediárias presentes na membrana interna de células (procariontes) e na crista mitocondrial (eucariontes) que participam nesse processo de transferência e formam a cadeia de transporte de elétrons. O rendimento é de 26 ou 28 ATPs.

A respiração celular apresenta um saldo energético de 30 ou 32 moléculas de ATP, a maioria produzida na etapa de fosforilação oxidativa (cadeia respiratória).

Em resumo: na respiração celular ocorrem diversas reações com a participação de várias enzimas e coenzimas que atuam oxidando a molécula da glicose até o resultado final, com a produção de gás carbônico, água e moléculas de ATP que carregam a energia.

ETAPAS DA GLICÓLISE

> **PALAVRAS-CHAVE:**
> processo anaeróbico – piruvato – investimento energético – compensação energética

A glicólise é um processo anaeróbico de oxidação da glicose que ocorre no citoplasma da célula de qualquer ser vivo, seja ele anaeróbio, seja aeróbio. É uma das etapas da respiração celular, onde ocorre a quebra da glicose em partes menores e consequente liberação de energia.

A molécula de glicose, proveniente da alimentação, é quebrada em duas moléculas menores de piruvato, liberando energia.

É dividida em duas fases: uma de investimento energético (com gasto de 2 ATPs) e a outra de compensação energética (que repõe o que foi consumido e ainda produz mais 2 moléculas de ATP). Isso ocorre porque a glicose precisa ser ativada, e essa ativação se dá através da adição de 2 moléculas de ATP. Dessa forma, podemos dizer que no início da glicólise são necessárias 2 moléculas de ATP para quebrar uma molécula de glicose. Apesar do uso de ATP, o processo de glicólise é vantajoso, uma vez que é produzido um total de 4 moléculas de ATP ao final das reações. Como visto, o saldo da glicólise é de 2 ATPs.

Enfim, por não ser necessária a utilização de oxigênio para que a glicose seja quebrada, a glicólise é considerada um processo anaeróbio. As etapas subsequentes dependem da presença ou não desse gás. Caso o oxigênio não esteja presente, é realizado o processo de fermentação. Caso o gás esteja em quantidade suficiente, o processo realizado é a respiração celular, e as reações subsequentes são o ciclo de Krebs e a fosforilação oxidativa (cadeia respiratória).

ETAPAS DO CICLO DE KREBS

🔑 PALAVRAS-CHAVE:
oxidação – respiração celular – acetil-CoA – carboidratos – lipídeos – aminoácidos – gás carbônico – água – energia

O ciclo de Krebs, também chamado de ciclo do ácido cítrico ou ciclo do ácido tricarboxílico, é um processo realizado na presença de oxigênio na maioria das células eucarióticas e algumas procarióticas. Nos eucariontes, o ciclo de Krebs ocorre em grande parte na matriz da mitocôndria, já nos organismos procariontes essa etapa acontece no citoplasma.

A função do ciclo de Krebs é promover a oxidação completa de carboidratos, lipídeos e diversos aminoácidos, com a obtenção de energia.

Ocorre a degradação dessas moléculas orgânicas, resultando em gás carbônico, água e energia como produtos finais. Essa energia é utilizada nas mais diversas reações que ocorrem nas células.

O ciclo de Krebs inicia-se com a entrada de acetil-CoA (gerada na glicólise) e a partir daí se tem uma série de reações, onde cada etapa do ciclo é catalisada por uma enzima específica. Cada molécula de acetil--CoA reage com uma molécula de ácido oxalacético, resultando em citrato (ácido cítrico) e coenzima A. A coenzima A reaparece intacta no final. Tudo se passa, portanto, como se a CoA tivesse contribuído para anexar um grupo acetil ao ácido oxalacético, sintetizando o ácido cítrico. Cada ácido cítrico passará, em seguida, por uma via metabólica cíclica, denominada ciclo do ácido cítrico ou ciclo de Krebs, durante o qual se transforma sucessivamente em outros compostos. Na oxidação da glicose, o ciclo de Krebs apresenta ao final do processo, um saldo de 2 moléculas de ATP e 4 moléculas de CO_2. Enfim, o ciclo de Krebs é uma série de reações com objetivo de produzir energia para as células, sendo uma das três etapas do processo da respiração celular. É uma reação de organismos aeróbicos, ou seja, que utilizam oxigênio na respiração celular.

ETAPAS DA FOSFORILAÇÃO OXIDATIVA

> **🔑 PALAVRAS-CHAVE:**
> seres aeróbicos – mitocôndrias – ATP – grupo fosfato – coenzimas – moléculas intermediárias – quimiosmose

A fosforilação oxidativa, uma das etapas metabólicas da respiração celular, ocorre somente nos seres aeróbicos, pois é fundamental a presença de oxigênio. Na membrana interna das mitocôndrias, há a produção de ATP.

Na glicólise e ciclo de Krebs, parte da energia produzida na degradação de compostos é armazenada em moléculas intermediárias, as coenzimas, como o NAD+ e o FAD+. A energia de oxidação dessas coenzimas é utilizada para a síntese de ATP. Para isso ocorre a fosforilação do ADP, ou seja, ele recebe grupos fosfato. Por isso esse processo é chamado fosforilação oxidativa. As coenzimas são reoxidadas, de forma a poderem participar novamente dos ciclos de degradação de nutrientes, doando mais energia para a síntese de ATP.

Envolve dois processos:

- Transporte de elétrons: elétrons são transferidos formando um gradiente de energia potencial armazenada, que será utilizada na produção de ATP.
- Quimiosmose: a ATP sintetase (um complexo enzimático) na membrana interna da mitocôndria atua na produção de ATP.

O oxigênio faz a reoxidação das coenzimas através de uma cadeia de transporte de elétrons ou cadeia respiratória. É uma cadeia de proteínas por onde os elétrons passam. Por cada proteína pela qual passam, há liberação de energia.

A fosforilação oxidativa produz um saldo energético de 26 a 28 moléculas de ATP.

Em resumo: na fosforilação oxidativa ocorre a oxidação de moléculas intermediárias, com formação de moléculas de ATP.

SISTEMA RESPIRATÓRIO

PALAVRAS-CHAVE:
vias aéreas – pulmões – árvore brônquica – alvéolos pulmonares – pleura – diafragma – transporte de gases

O sistema respiratório é composto pelas vias aéreas que encaminha o ar aos pulmões. São elas: narinas, fossas nasais, faringe, laringe, traqueia e brônquios. Nos pulmões há uma verdadeira árvore, a árvore brônquica, composta pelos bronquíolos e alvéolos pulmonares. Os alvéolos pulmonares são estruturas microscópicas onde ocorrem as trocas gasosas.

Os pulmões são órgãos esponjosos e elásticos, protegidos pela caixa torácica, formada por um conjunto de ossos e cartilagens, e também pela musculatura esquelética associada a ela. O pulmão esquerdo é um pouco menor que o pulmão direito; o coração, que também se localiza na caixa torácica, fica ligeiramente deslocado para a esquerda.

Os pulmões são duas câmaras infláveis envolvidas por uma membrana: a pleura. A pleura mantém os pulmões aderidos à caixa torácica. Entre a pleura e o pulmão há uma fina camada de líquido viscoso, que lhes permite escorregar um sobre o outro durante os movimentos respiratórios.

O tórax separa-se do abdômen por uma estrutura muscular, o diafragma. O oxigênio necessário à produção de energia é obtido do ar atmosférico; também é no ar que o gás carbônico é eliminado.

As trocas gasosas ocorrem entre os pulmões e o sangue: transporte dos gases, que se inicia com a difusão do oxigênio do ar dos pulmões para o interior dos vasos sanguíneos, sendo a difusão do gás carbônico na direção inversa.

FUNÇÕES DAS VIAS AÉREAS

🔑 PALAVRAS-CHAVE:
traqueia – brônquios – bronquíolos – alvéolos pulmonares – pressões transpulmonares

O ar é distribuído para os pulmões por meio da traqueia, dos brônquios e bronquíolos. Um dos mecanismos mais importantes em todas as vias aéreas é mantê-las abertas, para permitir a passagem do ar para dentro e para fora dos alvéolos com facilidade.

Para evitar o colapso da traqueia existem múltiplos anéis cartilaginosos que se estendem ao seu redor. Nas paredes dos brônquios há placas cartilaginosas, menos extensas, mas que mantém um grau de rigidez, permitindo mobilidade suficiente para a expansão e retração dos pulmões.

Já os bronquíolos não têm paredes rígidas para impedir seu colapso. Em vez disso, são mantidos expandidos pelas mesmas pressões transpulmonares que expandem os alvéolos, ou seja, quando os alvéolos de expandem, o mesmo ocorre com os bronquíolos.

FUNÇÕES DO NARIZ

🔑 PALAVRAS-CHAVE:
cavidades nasais – condicionamento do ar – partículas – precipitação turbulenta – conchas nasais

À medida que o ar passa pelo nariz, as cavidades nasais desempenham funções respiratórias distintas:

- O ar é aquecido;
- O ar é quase totalmente umidificado;
- O ar é parcialmente filtrado.

Essas funções são denominadas, em seu conjunto, função de condicionamento do ar das vias aéreas. Normalmente, a temperatura do ar inspirado eleva-se 0,6ºC em relação à temperatura corporal, e em 2 a 3% de saturação total com vapor de água antes de chegar à traqueia. Os pelos localizados na entrada das narinas são importantes para filtrar as partículas.

As partículas também são removidas por precipitação turbulenta, ou seja, o ar que passa pelas vias nasais choca-se contra diversos obstáculos: as conchas nasais.

Toda vez que se choca com as conchas nasais, o ar muda de direção. As partículas suspensas no ar são mais pesadas e não mudam de direção tão rapidamente. Ficam, então, aprisionadas na camada de muco, e transportadas pelos cílios em direção à faringe para serem deglutidas.

REFLEXO DA TOSSE

🔑 PALAVRAS-CHAVE:
toque – matéria estranha – irritação – impulsos nervosos – bulbo – nervos vagos

A traqueia e os brônquios são sensíveis ao toque leve e à matéria estranha, mesmo em quantidades muito pequenas. Irritação também desencadeia o reflexo da tosse.

A laringe e a carina (que é o ponto onde a traqueia se divide) são particularmente sensíveis a pequenas partículas e à irritação. Os bronquíolos e até mesmo os alvéolos são sensíveis a estímulo químico, como produtos químicos inalados. Os impulsos nervosos passam das vias aéreas até o bulbo, pelos nervos vagos. No bulbo, ocorre uma sequência automática de eventos.

Em primeiro lugar, 2,5 litros de ar são rapidamente inspirados. Em segundo lugar, a epiglote e as pregas vocais fecham-se firmemente. A seguir, os músculos abdominais contraem-se vigorosamente exercendo pressão contra o diafragma. Como consequência, a pressão nos pulmões eleva-se. E então, as pregas vocais e a epiglote abrem-se subitamente, de modo que o ar retido sob essa elevada pressão é expelido para fora como uma explosão, numa velocidade de 120 a 160 Km/h.

VOCALIZAÇÃO

PALAVRAS-CHAVE:
centros de controle nervoso da fala – centros de controle respiratório – fonação – articulação – laringe – pregas vocais

A vocalização envolve os centros de controle nervoso específico da fala localizados no córtex cerebral, e os centros de controle respiratório do cérebro. E também, as estruturas de articulação e de ressonância da boca e das cavidades nasais.

A fala é composta de duas funções mecânicas: a fonação, realizada pela laringe; e a articulação, feita pelas estruturas da boca. Os três principais órgãos de articulação são: os lábios, a língua e o palato mole.

A laringe está especialmente adaptada para atuar como vibrador. O elemento vibratório é constituído pelas pregas vocais.

MOVIMENTOS RESPIRATÓRIOS

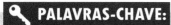

inspiração – expiração – músculos intercostais – diafragma – córtex cerebral

A entrada e saída de ar nos pulmões são resultados de dois mecanismos: os movimentos do diafragma para cima e para baixo e a elevação e abaixamento das costelas, que formam a caixa torácica.

Na inspiração, a caixa torácica se expande devido à contração de um grupo de músculos que promove a elevação das costelas. O diafragma, localizado na base da caixa torácica, também se contrai, tracionando para baixo a região inferior dos pulmões. O resultado desses movimentos é o aumento do volume da caixa torácica e a expansão pulmonar, sendo o ar atmosférico aspirado para dentro dos alvéolos.

Na expiração, os músculos responsáveis pela elevação das costelas relaxam e elas se abaixam, resultando na diminuição do volume da caixa torácica. O diafragma também relaxa, deslocando-se para cima e comprimindo os pulmões. Com a retração dos pulmões, o ar é expulso dos alvéolos e segue pelas mesmas vias pelas quais entrou: bronquíolos, brônquios, traqueia, laringe, faringe e fossas nasais.

Nem todo o ar é expulso dos pulmões, restando um pequeno volume que permanece dentro dos alvéolos, o que evita o colapso nas paredes dos alvéolos. Os movimentos respiratórios podem ser controlados até certo ponto. Esse controle é feito pelo córtex cerebral.

HEMATOSE

PALAVRAS-CHAVE:
oxigênio – gás carbônico – gradiente de concentração – pressão parcial – difusão – alvéolos pulmonares

A troca de gases é chamada hematose. Na hematose, o oxigênio passa dos alvéolos para o sangue, e o gás carbônico passa do sangue para os alvéolos. Essa difusão é passiva, dependendo do gradiente de concentração, ou seja, os gases se difundem no sentido da maior concentração para a menor concentração. A hematose se explica pela diferença de concentração do oxigênio e gás carbônico entre o sangue venoso e o ar que chega aos alvéolos. Nos alvéolos, o gás carbônico sai do sangue e entra no espaço ocupado pelo ar. A pressão parcial de oxigênio é maior no ar, que entra nos alvéolos, do que dentro do sangue. Essa diferença determina a diferença da difusão: do interior dos alvéolos para o sangue dentro dos capilares. Nos tecidos ocorre o processo contrário. A pressão parcial do gás carbônico é maior no sangue do que no ar que entra nos pulmões.

Cada pulmão apresenta milhões de alvéolos, cada um com aproximadamente 0,2mm de diâmetro. Juntos, eles formam uma superfície respiratória total de aproximadamente 160 m^2 em um indivíduo adulto. As paredes dos alvéolos são extremamente finas e revestidas internamente por um líquido. Essas são características importantes de uma superfície respiratória: ser pouco espessa e úmida, permitindo assim a difusão dos gases. Os alvéolos são envolvidos externamente por vasos sanguíneos de pequeno calibre, os capilares. A intensa vascularização é outra característica das superfícies respiratórias.

Dessa forma, os gases que estão no interior dos alvéolos ficam muito próximos do sangue que passa pelos capilares, ocorrendo trocas gasosas ou hematose.

TRANSPORTE DE GASES

PALAVRAS-CHAVE:
hemoglobina – oxigênio – gás carbônico – oxiemoglobina – carboemoglobina – ácido carbônico – pH sanguíneo

A hemoglobina, presente no interior das hemácias, forma com o oxigênio e o gás carbônico compostos instáveis, ou seja, pode ligar-se e desligar-se dos gases com facilidade. A associação da hemoglobina com o oxigênio forma a chamada oxiemoglobina. Uma pequena parte de oxigênio é transportado dissolvido no plasma sanguíneo.

A hemoglobina é uma proteína que apresenta sítios de ligação com o oxigênio, nos quais surge uma ligação fraca e reversível. Quando a pressão parcial de oxigênio é elevada, como ocorre na passagem do sangue pelos pulmões, o oxigênio se liga à hemoglobina. Quando a pressão parcial do oxigênio é baixa, o oxigênio é liberado.

O gás carbônico é transportado de três maneiras: dissolvido no plasma sanguíneo (cerca de 9%), combinado com a hemoglobina, formando a carboemoglobina (cerca de 27%), ou sob a forma de bicarbonato no plasma (cerca de 64%).

O gás carbônico pode reagir com água, formando um composto chamado ácido carbônico (H_2CO_3). Essa reação ocorre mais rapidamente dentro das hemácias, onde existe uma enzima que acelera o processo, a anidrase carbônica. Em determinadas situações, a concentração de gás carbônico no sangue aumenta, promovendo a formação de ácido carbônico.

O acúmulo de ácido carbônico contribui para a queda do pH sanguíneo. Isso estimula o centro respiratório a acelerar o ritmo respiratório. Assim, o excesso de gás carbônico vai sendo eliminado pelas expirações.

HEMOGLOBINA

> **🔑 PALAVRAS-CHAVE:**
> hemácias – ferro – grupo Heme – cadeias α – cadeias β oxigênio – mioglobina

Hemoglobina é um pigmento contido nas hemácias dos vertebrados. Grupo Heme é a molécula composta de carbono, hidrogênio, nitrogênio, oxigênio e um átomo de ferro no centro. É o ferro que confere às proteínas desse grupo uma cor avermelhada característica.

Sua estrutura é composta de 4 cadeias da proteína globina – 2 cadeias α e 2 cadeias β – cada uma circundando um grupo heme central. Uma alimentação rica em ferro garante a síntese de hemoglobina. Quando o consumo de ferro não é suficiente, aparece a anemia ferropriva, ou seja, a deficiência na produção de novas hemácias.

A hemoglobina combina-se com o oxigênio de forma reversível, pois capta e libera esse gás com facilidade. A mioglobina é o pigmento das fibras musculares; é semelhante à hemoglobina, mas é mais eficiente. Funciona como reserva de oxigênio que pode ser usada quando os músculos estão em alta atividade.

No feto, a hemoglobina é especial: produzida inicialmente pelo fígado, possui maior afinidade pelo oxigênio do que a hemoglobina produzida após o nascimento.

CARBOXIEMOGLOBINA

🔑 **PALAVRAS-CHAVE:**
hemoglobina – monóxido de carbono – combustão incompleta – carboxiemoglobina – asfixia

A hemoglobina tem grande afinidade por monóxido de carbono (CO), um gás inodoro. Sua associação com o monóxido de carbono forma a carboxiemoglobina, um composto bem estável. O monóxido de carbono é formado durante combustões incompletas nos motores dos carros. A inspiração do monóxido de carbono em recintos fechados pode levar à morte por asfixia, uma vez que a hemoglobina tem mais afinidade com o monóxido de carbono do que com o oxigênio ou o gás carbônico.

Esse perigo justifica os sistemas de ventilação instalados em muitos túneis. Nas grandes cidades, túneis longos devem ser construídos com ventiladores de ar para garantir que, em situações de trânsito intenso ou congestionamento, a concentração de monóxido de carbono, eliminado pelos escapamentos dos automóveis, não se torne muito alta e prejudicial à saúde. Existem também orientações aos motoristas para desligar o motor em caso de congestionamento.

VENTILAÇÃO ALVEOLAR

PALAVRAS-CHAVE:
brônquios – bronquíolos – bronquíolos terminais – alvéolos pulmonares – trocas gasosas – difusão

Brônquios, bronquíolos e bronquíolos terminais são as estruturas mais distais na árvore respiratória. Os bronquíolos terminais são os mais próximos dos alvéolos pulmonares onde ocorrem as trocas gasosas. A intensidade que o ar alcança essas áreas é denominada ventilação alveolar.

Em repouso, o volume corrente preenche as vias aéreas até os bronquíolos. E o ar segue até os alvéolos por difusão.

Difusão é o processo passivo que sempre ocorre da região em que as partículas estão mais concentradas, isto é, em quantidade maior para as regiões em que sua concentração é menor. A entrada de oxigênio em nossas células ocorre por difusão simples. Como as células estão sempre consumindo oxigênio em sua respiração, sua concentração no interior celular é sempre baixa. Por outro lado, no líquido que banha as células provenientes do sangue, a concentração de oxigênio é mais alta, pois esse gás é continuamente absorvido pelo sangue que passa pelos pulmões.

Como a membrana plasmática é permeável às moléculas de oxigênio, esse gás simplesmente se difunde para dentro das células. É isso o que acontece nos alvéolos pulmonares. O mesmo processo se aplica ao gás carbônico.

MECÂNICA DA VENTILAÇÃO PULMONAR

PALAVRAS-CHAVE:
diafragma – costelas – cavidade torácica – forças elásticas – músculos abdominais

A mecânica da ventilação pulmonar baseia-se na interação entre os pulmões e a parede torácica. O processo da respiração envolve trabalho mecânico por parte dos músculos respiratórios para vencer as forças de oposição.

Os pulmões podem ser expandidos e contraídos de duas maneiras: primeiro, pelo movimento do diafragma para baixo e para cima, encurtando ou alongando a cavidade torácica. Segundo, pela elevação e depressão das costelas, aumentando e diminuindo o diâmetro anteroposterior da cavidade torácica.

Em repouso, a respiração normal ocorre quase totalmente pelo primeiro desses dois mecanismos, ou seja, pela movimentação do diafragma.

Durante a respiração intensa, as forças elásticas não são potentes o suficiente para produzir a expiração rápida necessária.

E força adicional é obtida, principalmente pela contração dos músculos abdominais que empurram o conteúdo abdominal para cima contra a base do diafragma.

MEMBRANA RESPIRATÓRIA

🔑 PALAVRAS-CHAVE:
trocas gasosas – ar alveolar – sangue pulmonar – alvéolos pulmonares

As trocas gasosas entre o ar alveolar e o sangue pulmonar ocorrem através das membranas de todas as porções terminais dos pulmões, e não apenas nos próprios alvéolos. Essas membranas são coletivamente referidas como membrana respiratória.

São camadas que compõe a membrana respiratória:

– Camada de líquido que recobre o alvéolo e que contém surfactante, que reduz a tensão superficial do líquido alveolar;
– Epitélio alveolar, composto por células epiteliais delgadas;

- Membrana basal epitelial;
- Estreito espaço intersticial entre o epitélio alveolar e a membrana capilar;
- Membrana basal capilar;
- Membrana endotelial do capilar.

AR ALVEOLAR E AR ATMOSFÉRICO

PALAVRAS-CHAVE:
concentração dos gases – alvéolos pulmonares – nitrogênio – oxigênio – gás carbônico – vapor d'água

Sistema Respiratório

A concentração dos gases na atmosfera é diferente da concentração destes nos alvéolos pulmonares.

O nitrogênio tem concentração de 78,62% na atmosfera, mas no ar alveolar é de 74,9%, pois o ar alveolar é parcialmente substituído por ar atmosférico em cada respiração.

Na atmosfera, o oxigênio está concentrado a 20,84%, enquanto no ar alveolar está a 13,6%. Isso se explica porque o oxigênio está constantemente sendo absorvido pelo sangue pulmonar.

A concentração do gás carbônico também difere: 5,3% no ar atmosférico e apenas 0,06% no ar alveolar, afinal o gás carbônico tem difusão constante do sangue pulmonar para os alvéolos.

Já o vapor d'água é mais concentrado no ar alveolar (6,2%) que no ar atmosférico: o ar atmosférico seco que penetra nas vias aéreas é umidificado antes de chegar aos alvéolos.

CONTROLE DA RESPIRAÇÃO

🔑 PALAVRAS-CHAVE:
controle voluntário – controle involuntário – bulbo – gás carbônico – pH – quimiorreceptores

O controle da respiração pode ser tanto voluntário quanto involuntário. O controle voluntário depende da nossa vontade. A respiração pode ser forçada de forma consciente, acelerando ou diminuindo o ritmo respiratório. Mas esse controle é limitado, uma vez que a manutenção da ventilação pulmonar é feita pelo centro respiratório.

O centro respiratório localiza-se no bulbo, região do encéfalo que se comunica com a medula espinhal. Da medula partem os nervos que transmitem os sinais emitidos pelo bulbo. Cada sinal enviado corresponde à contração do diafragma e dos músculos envolvidos na inspiração; o intervalo entre esses sinais levam à expiração.

O controle involuntário depende de alterações químicas no sangue ligadas ao gás carbônico e ao pH. Essas alterações químicas são detectadas por quimiorreceptores: centrais, localizados no bulbo; periféricos, no arco aórtico e na carótida. Estes detectam alterações nos teores de gás carbônico e pH do sangue arterial. É o alto teor de gás carbônico, e sua consequente redução do pH o principal estímulo para ativar o processo de inspiração, através de nervos para o diafragma e os músculos intercostais.

Também é o centro respiratório que controla o reflexo da tosse e do espirro. Cavidades nasais, laringe, traqueia e brônquios são regiões extremamente sensíveis e a presença de substâncias estranhas causa irritação. Esse estímulo é levado ao bulbo e, como resposta, há contração forte dos músculos que envolvem as vias respiratórias, provocando a expulsão do ar em alta velocidade pela boca, no caso da tosse, ou pelo nariz, no caso do espirro.

CONTROLE NERVOSO DA MUSCULATURA RESPIRATÓRIA

PALAVRAS-CHAVE:
brônquios – fibras nervosas simpáticas – norepinefrina – epinefrina – fibras nervosas parassimpáticas – nervos vagos

O controle direto dos brônquios pelas fibras nervosas simpáticas é relativamente fraco, visto que poucas destas fibras alcançam as porções centrais dos pulmões.

No entanto, a árvore brônquica é acentuadamente exposta à norepinefrina e à epinefrina circulantes, liberadas no sangue por estimulação simpática da medula suprarrenal.

Ambos os hormônios, especialmente a epinefrina, em virtude de sua estimulação dos receptores beta causam dilatação da árvore brônquica.

Algumas fibras nervosas parassimpáticas, provenientes dos nervos vagos, também penetram no parênquima pulmonar. Esses nervos secretam acetilcolina, e quando ativados, causam constrição leve a moderada dos bronquíolos.

VOLUMES PULMONARES

> **🔑 PALAVRAS-CHAVE:**
> volume corrente – volume de reserva inspiratório – volume de reserva expiratório – volume residual

Os pulmões comportam determinada quantidade de ar. As quantidades de ar inspiradas e expiradas variam entre os indivíduos.

O Volume Corrente é o volume de ar inspirado ou expirado em cada respiração normal. Seu valor é de cerca de 500 ml.

Volume de Reserva Inspiratório é o volume máximo adicional de ar que pode ser inspirado além do volume corrente normal. Em geral, é igual à cerca de 3.000 ml.

O Volume de Reserva Expiratório é o volume máximo adicional de ar que pode ser eliminado por expiração forçada após o término da expiração corrente normal. Em condições normais é de cerca de 1.100 ml.

Volume Residual é o volume de ar que permanece nos pulmões após o esforço expiratório máximo. Esse volume é em média de cerca de 1.200 ml.

CAPACIDADES PULMONARES

🔑 PALAVRAS-CHAVE:
capacidade inspiratória – capacidade funcional residual – capacidade vital – capacidade pulmonar total

Considerando dois ou mais volumes pulmonares em conjunto, têm-se as capacidades pulmonares.
- Capacidade inspiratória: é igual à soma do volume corrente com o volume de reserva inspiratório. É a quantidade de ar que a pessoa pode inspirar distendendo ao máximo os pulmões. Equivalente a cerca de 3.500 ml;
- Capacidade funcional residual: é a soma do volume de reserva expiratório com o volume residual. É a quantidade de ar que

permanece nos pulmões ao final da expiração normal. Equivale a cerca de 2.300 ml;
- Capacidade vital: é igual à soma do volume de reserva inspiratório com o volume corrente e o volume de reserva expiratório. É a quantidade máxima de ar que a pessoa pode expelir dos pulmões após enchê-los ao máximo, e em seguida, expirar completamente. Compreende cerca de 4.600 ml;
- Capacidade pulmonar total: refere-se ao volume máximo que os pulmões podem alcançar com o maior esforço possível. É igual à soma da capacidade vital com o volume residual. Pode chegar a 5.800 ml.

VÍDEO:

VOLUME MINUTO RESPIRATÓRIO

🔑 PALAVRAS-CHAVE:
volume corrente – frequência respiratória – vias aéreas – movimento do ar

Volume-minuto Respiratório é a quantidade total de ar que se movimenta pelas vias aéreas a cada minuto.

É igual ao produto do volume corrente pela frequência respiratória.

Por exemplo: um volume corrente de 500 ml pela frequência respiratória de 12 respirações por minuto. Nesse caso, o volume-minuto é de 6 litros/minuto.

SURFACTANTE PULMONAR

> **🔑 PALAVRAS-CHAVE:**
> tensão superficial – alvéolos pulmonares – trocas gasosas – prematuros – síndrome da angústia respiratória

Para entendermos o papel do surfactante pulmonar, temos que conhecer um conceito: tensão superficial.

A tensão superficial é o efeito que ocorre na superfície dos líquidos, formando uma fina película. Na superfície dos líquidos as moléculas ficam mais coesas, criando uma película. Isso explica porque insetos conseguem caminhar e repousar sobre a água.

Nos alvéolos pulmonares há líquido com tensão superficial. O surfactante pulmonar é um líquido que diminui a tensão superficial dentro dos alvéolos pulmonares, prevenindo o colapso durante a expiração, e permitindo as trocas gasosas. Consistem em 80% de fosfolipídios, 8% de lipídeos e 12% de proteínas.

O surfactante normalmente só começa a ser secretado nos alvéolos pelos pneumócitos entre o sexto e sétimo mês de gestação. É por isso que muitos prematuros são acometidos pela Síndrome da Angústia Respiratória do Recém-Nascido.

VOLUME SANGUÍNEO NOS PULMÕES

🔑 PALAVRAS-CHAVE:
capilares pulmonares – alta pressão – circulação pulmonar – circulação sistêmica

O volume sanguíneo nos pulmões é de cerca de 450 ml, o que representa cerca de 9% do volume total de sangue existente no sistema circulatório. Cerca de 70 ml encontram-se nos capilares pulmonares, enquanto que o restante é dividido, de modo aproximadamente igual, entre as artérias e as veias.

Em várias condições fisiológicas e patológicas, a quantidade de sangue nos pulmões pode variar, desde a metade até o dobro do normal.

Quando a pessoa exala o ar com muita força, a ponto de criar alta pressão nos pulmões, como por exemplo, ao soprar uma trombeta, até 250 ml de sangue podem ser expelidos do sistema circulatório pulmonar para a circulação sistêmica.

Além disso, a perda de sangue da circulação sistêmica por hemorragia pode ser compensada, em parte, pelo desvio automático de sangue dos pulmões para os vasos sistêmicos.

HIPÓXIA

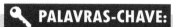

oxigenação inadequada – deficiência de oxigênio na atmosfera – doença pulmonar

Hipóxia é a ausência de oxigênio suficiente nos tecidos para manter as funções corporais.

São algumas causas da hipóxia:

- Oxigenação inadequada do sangue nos pulmões por deficiência de oxigênio na atmosfera;
- Doença pulmonar;
- Transporte inadequado de oxigênio para os tecidos pelo sangue, como na anemia, hemoglobina anormal e na deficiência circulatória;
- Capacidade tecidual inadequada de utilizar o oxigênio.

A hipóxia pode causar depressão da atividade mental, culminando até em coma; e redução da capacidade de trabalho dos músculos.

ATELECTASIA

> **🔑 PALAVRAS-CHAVE:**
> colapso alveolar – vasos pulmonares – saturação de oxigênio – colapso maciço

Atelectasia refere-se ao colapso dos alvéolos. Pode ocorrer nas áreas localizadas de um pulmão, em todo um lobo ou em todo um pulmão. Pode não haver sintomas evidentes, mas quando ocorrem, os sintomas incluem dificuldade para respirar, respiração rápida e superficial, tosse e febre baixa.

Causas:

- Obstrução total das vias aéreas, por muco, tumor, objeto aspirado, coágulos de sangue, infecções crônicas, ou por pressão externa;
- Ausência de surfactante nos líquidos que revestem os alvéolos.

Quando o pulmão inteiro tem atelectasia, a condição é denominada colapso maciço do pulmão, que inclui os alvéolos e a resistência do fluxo sanguíneo através dos vasos pulmonares. Assim, o fluxo sanguíneo diminui comprometendo a saturação de oxigênio sanguíneo.

DERRAME PLEURAL

🔑 PALAVRAS-CHAVE:
derrame pleural – espaço pleural – drenagem linfática – insuficiência cardíaca – pressão coloidosmótica – infecção

Derrame pleural refere-se ao acúmulo de grande quantidade de líquido livre no espaço pleural. As possíveis causas são:

- Bloqueio da drenagem linfática da cavidade pleural;
- Insuficiência cardíaca, que provoca o desenvolvimento de pressões capilares periféricas e pulmonares extremamente altas, resultando em transudação excessiva de líquido para dentro da cavidade pleural;

- Acentuada redução da pressão coloidosmótica do plasma, permitindo, assim, a transudação excessiva de líquido;
- Infecção, ou qualquer outra forma de inflamação, que provoca ruptura das membranas capilares e permite a rápida passagem de líquido e de proteínas plasmáticas para dentro da cavidade.

Como sintomas, os mais comumente apresentados são: tosse, falta de ar e dor aguda no peito (dor torácica pleurítica).

EDEMA PULMONAR

🔑 PALAVRAS-CHAVE:
líquido intersticial – espaço intersticial – alvéolos pulmonares – proteínas plasmáticas

O edema pulmonar ocorre da mesma maneira que o edema observado em outras partes do corpo. Qualquer fator capaz de causar elevação da pressão do líquido intersticial pulmonar, da faixa negativa para positiva, irá provocar súbito enchimento dos espaços intersticiais e dos alvéolos pulmonares, com grande quantidade de líquido livre.

As causas mais comuns de edema pulmonar são as seguintes:

- Insuficiência cardíaca esquerda ou doença valvular mitral, com consequente grande aumento na pressão venosa pulmonar e na pressão capilar pulmonar, e inundação dos espaços intersticiais e dos alvéolos;
- Lesão da membrana dos capilares pulmonares causada por infecções, como a pneumonia, ou por inalação de substâncias nocivas. Cada uma dessas lesões provoca rápido extravasamento de proteínas plasmáticas e dos líquidos dos capilares para os espaços intersticiais e os alvéolos pulmonares;
- Exposição a altitudes acima de 2.500 metros. Quanto mais rarefeito o ar, maior a dificuldade respiratória.

Os seguintes sintomas são apresentados: falta de ar, dificuldade para respirar que piora quando deitado, suor excessivo, inquietação, sensação iminente de morte, dor no peito.

ENFISEMA PULMONAR

> **PALAVRAS-CHAVE:**
> processo destrutivo – processo obstrutivo – resistência de vias aéreas – difusão – capilares pulmonares

Enfisema pulmonar é um processo destrutivo e obstrutivo que, na maioria dos casos, vem como consequência do tabagismo de longo prazo.

Os efeitos fisiológicos do enfisema crônico são variados, dependendo da gravidade da doença ou do grau de obstrução bronquiolar versus a destruição do parênquima pulmonar.

Dentre esses efeitos destacam-se:

– Obstrução bronquiolar que aumenta a resistência das vias aéreas, resultando em grande aumento do trabalho ventilatório;
– Perda acentuada das paredes alveolares que diminui enormemente a capacidade de difusão, com redução da capacidade de oxigenar o sangue, e dele remover o gás carbônico;
– A perda das paredes alveolares também reduz o número de capilares pulmonares por onde o sangue passa. Isso leva à hipertensão pulmonar, sobrecarregando o lado direito do coração, provocando insuficiência cardíaca esquerda.

O quadro apresenta intensa falta de ar, que pode persistir por anos.

PNEUMONIA

🔑 PALAVRAS-CHAVE:
condição inflamatória – líquido – células sanguíneas – hipoxemia – hipercapnia

Pneumonia refere-se a qualquer condição inflamatória dos pulmões, em que alguns ou todos os alvéolos são preenchidos com líquido e células sanguíneas.

Os sintomas mais comuns são: febre, tosse, dispneia e dor no peito.

A pneumonia bacteriana é causada frequentemente por pneumococos.

Grandes áreas dos pulmões, algumas vezes lobos inteiros ou até mesmo todo o pulmão, ficam preenchidas por líquido e restos celulares.

Pode haver hipoxemia (diminuição da concentração de oxigênio no sangue) e hipercapnia (aumento da concentração de gás carbônico no sangue).

ASMA

🔑 PALAVRAS-CHAVE:
contração espástica – músculo liso nos bronquíolos – hipersensibilidade – histamina – bradicinina

A asma caracteriza-se pela contração espástica do músculo liso nos bronquíolos, acarretando extrema dificuldade para respirar. Relaciona-se à hipersensibilidade dos bronquíolos às substâncias estranhas no ar; daí o fundo alérgico da asma.

Na asma, as IgEs (Imunoglobulinas E) induzem a liberação de histamina e bradicinina pelos mastócitos próximos aos pequenos brônquios e bronquíolos. Estes mediadores químicos desencadeiam toda a reação alérgica: edema na parede dos brônquios e bronquíolos, secreção de muco e espasmo da musculatura lisa bronquiolar. Assim, o diâmetro das vias fica reduzido principalmente durante a expiração.

O asmático consegue inspirar, mas tem grande dificuldade em expirar. Clinicamente, o resultado é a dispneia.

SISTEMA DIGESTÓRIO

DIGESTÃO NA BOCA

> 🔑 **PALAVRAS-CHAVE:**
> saliva – amilase salivar – ptialina – maltose – dextrina – glicose – digestão mecânica – digestão química

O processo da digestão inicia-se na boca. A presença de alimento na cavidade bucal estimula a liberação de saliva. Na saliva há a enzima amilase salivar ou ptialina, que inicia a digestão do amido. Ela atua no pH neutro da boca, mas é inibida ao chegar ao estômago, por causa da acidez do suco gástrico.

O amido é constituído por moléculas de glicose unidas formando uma longa cadeia. O amido é parcialmente quebrado pela ptialina em dissacarídeos maltose, constituídos por 2 moléculas de glicose, e em dextrinas, formadas por 3 a 4 moléculas.

A saliva é produzida por 3 pares de glândulas salivares: as parótidas, as submaxilares e as sublinguais.

Na boca ocorrem 2 tipos de digestão: digestão mecânica (mastigação feita pelos dentes) e digestão química (a enzima da saliva digere o amido).

A língua é a estrutura responsável por ajudar o alimento a misturar-se com a saliva, e também mover o bolo alimentar para o fundo da cavidade oral para que seja deglutido. Após sair da cavidade oral, o alimento segue para a faringe.

DIGESTÃO NO ESTÔMAGO

> **PALAVRAS-CHAVE:**
> glândulas gástricas – suco gástrico – cárdia – piloro – pepsina

O estômago situa-se no tubo digestivo, logo abaixo do diafragma, entre o esôfago e o duodeno. É revestido pela mucosa gástrica, uma camada de tecido pregueado. Em seu interior se encontram as glândulas gástricas, que produzem o suco gástrico.

A cárdia corresponde à região de junção entre o estômago e o esôfago. O fundo é uma porção superior deslocada à esquerda. O corpo diz respeito à maior parte do órgão e constitui sua porção central. A porção terminal é denominada parte pilórica ou antro.

Quando o alimento chega ao estômago, através dos movimentos peristálticos, transforma o bolo alimentar em quimo. O estômago continua o processo de digestão dos carboidratos, iniciado na boca, e inicia a digestão das proteínas.

A pepsina, a principal enzima do estômago, atua na transformação das proteínas, intensificando a digestão química.

DIGESTÃO NO DUODENO

🔑 PALAVRAS-CHAVE:
suco entérico – suco pancreático – bile – vesícula biliar – secretina – colecistocinina – acetilcolina

No duodeno, primeira porção do intestino delgado, ocorre a maior parte do processo digestivo, que inclui como um todo: ação mecânica, ação de enzimas e da bile, neutralização do ácido gástrico e absorção de nutrientes e eletrólitos.

O suco pancreático é produzido pela porção exócrina do pâncreas. E além das enzimas (amilase, tripsina e lipase), tem bicarbonato de sódio, que neutraliza o ácido gástrico do bolo alimentar.

As enzimas chegam ao duodeno pelo ducto pancreático e são ativadas no intestino delgado, em pH levemente alcalino. O suco pancreático contém formas inativas de enzima: o tripsinogênio. No duodeno o tripsinogênio entra em contato com a enteroquinase, uma enzima secretada por células da mucosa intestinal, que converte tripsinogênio em tripsina.

São hormônios envolvidos na produção e secreção do suco pancreático: secretina (secretada no duodeno) e colecistocinina (secretada nos demais segmentos do intestino delgado). O neurotransmissor acetilcolina (do sistema nervoso parassimpático) aumenta a secreção pancreática.

A bile, produzida no fígado e armazenada na vesícula biliar, age emulsificando as gorduras, facilitando, assim, a ação das lipases. Pode ser comparada a um detergente.

A bile é composta por água, sais biliares, colesterol e bilirrubina. Tem sabor amargo e cor marrom-esverdeada. A maioria dos sais da bile é reabsorvida, pois contém eletrólitos. Após a ingestão de alimentos gordurosos, a vesícula biliar se contrai, e a bile chega ao duodeno pelo ducto colédoco.

DIGESTÃO NO INTESTINO DELGADO

🔑 PALAVRAS-CHAVE:
suco entérico – lactase – maltase – sacarase – lipase – peptidase – quilo

O intestino delgado divide-se em duodeno, jejuno e íleo. Sua superfície é toda pregueada: as vilosidades intestinais, que aumentam a superfície de absorção dos nutrientes. Já as células apresentam projeções na membrana plasmática com a mesma função: as microvilosidades.

Nele ocorre boa parte da digestão química. Atuam enzimas digestivas do próprio duodeno (suco entérico), do pâncreas (suco pancreático) e do fígado (bile).

As várias enzimas atuam em vários substratos: a lactase degrada a lactose em glicose e galactose. A maltase degrada maltose em glicose. A sacarase degrada sacarose em glicose e frutose. A lipase degrada lipídeos em glicerol e ácidos graxos. A peptidase degrada proteínas em aminoácidos.

Os nutrientes são absorvidos pelos vasos sanguíneos do intestino e irão passar pelo fígado, para, então, serem distribuídos pelo organismo. A exceção são os produtos de digestão das gorduras que vão para o sangue, sem passar pelo fígado.

Glicerol e ácidos graxos atravessam as membranas celulares por difusão simples. Aminoácidos e glicose, por difusão facilitada. Alguns eletrólitos por difusão simples, outros por difusão facilitada. Água, por osmose.

O produto dessa digestão é o quilo, que segue em direção ao intestino grosso (cólon).

INTESTINO GROSSO

> **🔑 PALAVRAS-CHAVE:**
> cólon – ascendente – transverso – descendente – sigmoide – ceco – reto – ânus

O intestino grosso, ou cólon, é a parte final do tubo digestivo. O cólon é dividido em cólon ascendente, cólon transverso, cólon descendente e cólon sigmoide. O cólon ascendente está localizado do lado direito da parede abdominal. O cólon transverso atravessa a cavidade abdominal da direita para a esquerda. O cólon descendente está presente ao lado esquerdo do abdômen o cólon sigmoide apresenta a forma de S.

Após a absorção no intestino delgado, chegam ao intestino grosso água, íons e substâncias não digeridas. Os íons e a água são amplamente absorvidos, restando uma pequena quantidade de líquido que será eliminada nas fezes. Ácidos graxos e vitaminas, como A, D, E e K também são absorvidos pelas células que revestem o intestino grosso.

Numerosas bactérias estão no interior do intestino grosso. Tais bactérias são capazes de degradar algumas substâncias e produzir vitaminas K e B12 e gases. As vitaminas são absorvidas e contribuem para a nutrição do organismo.

Após a absorção de água, íons e vitaminas, formam-se as fezes, constituídas de bactérias mortas, substâncias inorgânicas e materiais não digeridos.

A camada mucosa do intestino grosso não apresenta vilosidades como as do intestino delgado: as células apresentam microvilosidades curtas e irregulares.

Há também o apêndice, que no ser humano pode ser considerado um vestígio do ceco desenvolvido dos herbívoros.

VÍDEO:

ENZIMAS DIGESTIVAS

🔑 **PALAVRAS-CHAVE:**
catalisadoras – substratos – pH – amilase salivar – pepsina – lipase – tripsina – peptidase – sacarase – maltase – lactase

As enzimas são proteínas que aceleram a reações químicas, ou seja, possuem propriedades catalisadoras. As enzimas (ou grupos de enzimas) geralmente recebem nomes relacionados aos substratos nos quais elas atuam. Temperatura e pH são fatores que influenciam as atividades das enzimas. Cada enzima possui um valor de pH (potencial Hidrogeniônico) onde ela atua melhor. Altas temperaturas destroem as ligações que mantém o formato da enzima e ela perde sua função.

A presença de alimento na cavidade bucal estimula a liberação de saliva, que contém a enzima amilase salivar ou ptialina, produzida pelas glândulas salivares. Essa enzima atua na digestão do amido.

No suco gástrico, as enzimas presentes são: pepsina, que atua sobre as proteínas; e lipase, que atua sobre as gorduras.

O suco pancreático contém enzimas para a digestão de carboidratos, proteínas, gorduras: tripsina e quimotripsina atuam na digestão de proteínas; amilase atua na quebra do amido que não foi digerido na boca; lipase atua na digestão das gorduras em ácidos graxos e glicerol.

E o suco entérico contém enzimas que complementam a ação das enzimas pancreáticas: sacarase, lactase e maltase digerem carboidratos – sacarose, lactose e maltose. As peptidases atuam na digestão de peptídeos em aminoácidos; e as lipases, na digestão de lipídeos em ácidos graxos e glicerol.

Digeridos, os nutrientes são absorvidos pelas células da parede do intestino delgado e passam para a circulação.

MOVIMENTOS DO TRATO DIGESTÓRIO

PALAVRAS-CHAVE:
movimentos propulsivos – movimentos de mistura

Ocorrem dois tipos de movimento no trato gastrintestinal: movimentos propulsivos e movimentos de mistura.

Movimentos propulsivos: impelem o alimento ao longo do tubo digestivo, com velocidade apropriada para que ocorram digestão e absorção. O movimento propulsivo básico do trato gastrintestinal é o peristaltismo. A estimulação em qualquer ponto produz o movimento que se propaga ao longo do tubo. Desta forma, ocorre peristaltismo no trato gastrintestinal, nos ductos biliares e em outros ductos glandulares no organismo.

Movimentos de mistura: são muito diferentes nas várias partes do tubo alimentar. Ocorre quando a progressão do conteúdo intestinal para frente é bloqueada por esfíncter. Essas constrições têm duração de cinco a trinta segundos, surgindo em vários pontos cortando e moendo o conteúdo.

EFEITO DA COLECISTOCININA

🔑 PALAVRAS-CHAVE:
motilidade – vesícula biliar – bile – digestão de gorduras

Vários hormônios participam do controle da secreção gastrintestinal. A maioria desses hormônios também afeta a motilidade de algumas partes do trato gastrintestinal.

A colecistocinina é secretada por células da mucosa do duodeno e do jejuno, principalmente em resposta à presença de produtos de degradação de gorduras e ácidos graxos no conteúdo intestinal.

Exerce efeito potente ao aumentar a contratilidade da vesícula biliar, expelindo, assim, a bile para o intestino delgado. Também inibe moderadamente a motilidade do estômago, retardando o esvaziamento do alimento do estômago, proporcionando tempo adequado para a digestão da gordura.

EFEITO DA SECRETINA E DO PEPTÍDEO INIBITÓRIO GÁSTRICO

PALAVRAS-CHAVE:
suco gástrico – motilidade – ácidos graxos – aminoácidos

A secretina é secretada pelas células do duodeno em resposta ao esvaziamento do suco gástrico ácido pelo estômago. A secretina exerce efeito inibidor sobre a motilidade da maior parte do trato gastrintestinal.

O peptídeo inibitório gástrico é secretado pela mucosa da parte superior do intestino delgado em resposta à presença de ácidos graxos e aminoácidos. Seu efeito é diminuir a atividade motora do estômago e, portanto, reduzir a velocidade do esvaziamento do conteúdo gástrico quando o intestino delgado está repleto com alimentos.

INERVAÇÃO PARASSIMPÁTICA DO TRATO GASTRINTESTINAL

PALAVRAS-CHAVE:
fibras parassimpáticas – cranianas – sacras

A inervação parassimpática do intestino é dividida em: craniana e sacra. As fibras parassimpáticas cranianas são levadas quase inteiramente pelos nervos vagos. Essas fibras proporcionam extensa inervação para o esôfago, o estômago e o pâncreas, intestino delgado até a primeira metade do intestino grosso.

As fibras parassimpáticas sacras inervam a metade distal do intestino grosso: regiões sigmoide, retal e anal. Essas fibras atuam especialmente na execução dos reflexos de defecação.

VÍDEO:

INERVAÇÃO SIMPÁTICA DO TRATO GASTRINTESTINAL

🔑 PALAVRAS-CHAVE:
fibras simpáticas – norepinefrina (noradrenalina) – músculo liso

As fibras simpáticas inervam praticamente todas as porções do trato gastrintestinal. As terminações nervosas simpáticas secretam, principalmente, norepinefrina.

A estimulação do sistema nervoso simpático inibe a atividade do trato gastrintestinal. A norepinefrina secretada sobre o músculo liso o inibe.

A forte estimulação do sistema simpático pode inibir os movimentos motores do intestino, a ponto de bloquear o trânsito do alimento pelo trato gastrintestinal.

VÍDEO:

Sistema Digestório

CIRCULAÇÃO ESPLÂNCNICA

🔑 PALAVRAS-CHAVE:
veia porta – veia cava – hepatócitos

Os vasos sanguíneos do trato gastrintestinal fazem parte de um sistema mais extenso, denominado circulação esplâncnica. Inclui o fluxo sanguíneo do próprio intestino, juntamente com o fluxo sanguíneo do baço, pâncreas e fígado.

A disposição desse sistema é tal que todo o sangue que flui pelo intestino, pelo baço e pelo pâncreas passa imediatamente para o fígado através da veia porta. No fígado o sangue passa e deságua na veia cava da circulação geral.

Na passagem pelo fígado as bactérias são removidas, a maior parte dos nutrientes hidrossolúveis não gordurosos são absorvidos e armazenados nos hepatócitos. Os nutrientes à base de gordura são absorvidos nos linfáticos intestinais e conduzidos até o sangue circulante, sem passar pelo fígado.

NEUROTRANSMISSORES ENTÉRICOS

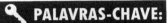

PALAVRAS-CHAVE:
epinefrina (adrenalina) – norepinefrina (noradrenalina) – acetilcolina

Diferentes substâncias neurotransmissoras são liberadas pelas terminações nervosas de diferentes tipos de neurônios entéricos.

A acetilcolina excita a atividade gastrintestinal. A norepinefrina (noradrenalina) inibe a atividade gastrintestinal. Essa ação também é exercida pela epinefrina (adrenalina), que atinge o trato gastrintestinal, principalmente através do sangue circulante, após ter sido secretada pela medula suprarrenal na circulação.

VÍDEO:

Sistema Digestório

PLEXO MIOENTÉRICO

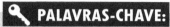
PALAVRAS-CHAVE:
neurônios – contração – ondas peristálticas

Consiste em uma cadeia linear de numerosos neurônios interconectados que se estendem por todo o comprimento do trato gastrintestinal. Está relacionado com o controle da atividade motora ao longo de todo o intestino.

Seus principais efeitos consistem em:

Aumento da contração tônica (tônus da parede intestinal);
Aumento da intensidade das contrações;
Aumento da frequência do ritmo de contração;
Maior velocidade de condução das ondas peristálticas.

VÍDEO:

PLEXO SUBMUCOSO

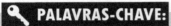

PALAVRAS-CHAVE:
secreção – absorção – contração

Está relacionado com o controle da função no interior da parede de cada segmento do intestino. Ajuda a controlar a secreção intestinal local, a absorção local e a contração.

VÍDEO:

Sistema Digestório

REGULAÇÃO DO ESVAZIAMENTO GÁSTRICO

🔑 PALAVRAS-CHAVE:
duodeno – quimo – gastrina – suco gástrico

A velocidade do esvaziamento do estômago é regulada por sinais provenientes do estômago e do duodeno. O duodeno fornece o mais potente dos sinais, controlando sempre o esvaziamento do quimo no duodeno, com velocidade que não ultrapassa a da digestão e da absorção do quimo no intestino delgado.

Fatores que promovem o esvaziamento no intestino delgado: o estiramento da parede gástrica desencadeia a liberação do hormônio gastrina, que provoca a secreção de suco gástrico ácido pelas glândulas do estômago. Além dos reflexos do duodeno para o estômago, como a distensão do duodeno e acidez do quimo duodenal.

VÍDEO:

SISTEMA NERVOSO ENTÉRICO

🔑 PALAVRAS-CHAVE:
neurônios – plexo mioentérico – plexo submucoso

O trato gastrintestinal tem sistema nervoso próprio, denominado sistema nervoso entérico. Esse sistema localiza-se inteiramente na parede do intestino, começando no esôfago e se estendendo até o ânus.

O número de neurônios nesse sistema entérico é de cerca de 100 milhões, que controlam os movimentos e as secreções gastrintestinais.

O sistema nervoso entérico é constituído por dois plexos: o plexo externo, situado entre as camadas musculares – o plexo mioentérico – que controla os movimentos gastrintestinais; e o plexo interno, situado na camada submucosa – o plexo submucoso – que controla a secreção gastrintestinal e o fluxo sanguíneo local.

FUNÇÕES DO FÍGADO

> **🔑 PALAVRAS-CHAVE:**
> suco entérico – suco pancreático – bile – vesícula biliar – secretina – colecistocinina – acetilcolina

O fígado é a maior glândula do organismo e se localiza ao lado direito do abdome, abaixo do diafragma. A superfície anterior do fígado é lisa e convexa, e a parte inferior é côncava. Realiza várias funções essenciais para o funcionamento do organismo.

No fígado, as células hepáticas produzem continuamente a bile, armazenada na vesícula biliar e liberada no canal colédoco. Os sais biliares exercem ação emulsificante sobre a gordura do alimento, como detergente, transformando as gorduras em minúsculas gotículas. Esse processo facilita a ação da lipase, uma vez que aumenta bastante a superfície de contato dos lipídeos com essa enzima.

A regulação dos carboidratos, lipídeos e proteínas tem a participação do fígado. As células do fígado, os hepatócitos, são ricas em retículo endoplasmático não granuloso, e assim, realizam a inativação de substâncias tóxicas, como o álcool.

No fígado, há o armazenamento energético de glicose sob a forma de glicogênio.

Há também o armazenamento de ferro nos hepatócitos, importante para a composição da hemoglobina das hemácias.

O fígado produz proteínas de extrema importância fisiológica, por isso, nobres. A albumina, responsável pela regulação da pressão osmótica, é um exemplo. Outro exemplo, é a produção dos fatores de coagulação sanguínea.

O fígado é um órgão que apresenta grande capacidade de regeneração, sendo capaz de recuperar seu tamanho e volume normal rapidamente após a perda do tecido hepático.

VÍDEO:

SISTEMA EXCRETOR

FUNÇÕES DO SISTEMA EXCRETOR

> **PALAVRAS-CHAVE:**
> metabolismo celular – homeostase – fluidos corporais – equilíbrio acidobásico

Certas substâncias resultantes do metabolismo celular devem ser eliminadas, para que o organismo mantenha a homeostase. O sistema excretor participa da composição dos fluidos corporais, da taxa de concentração de sais e do equilíbrio acidobásico. São funções:

Eliminação de substâncias tóxicas resultantes do metabolismo das proteínas, como amônia, ureia e ácido úrico;

Eliminação de substâncias, tais como medicamentos e drogas;
Regulação da volemia;
Osmorregulação (que é a manutenção do equilíbrio osmótico dos fluidos corpóreos);
Manutenção do equilíbrio acidobásico.

A eliminação de substâncias prejudiciais ou que estão em excesso no organismo é a excreção. E os produtos da excreção são as excretas. As proteínas são metabolizadas, tendo como produtos o gás carbônico (CO_2) e as substâncias nitrogenadas, como amônia, ureia e ácido úrico. CO_2 e água também resultam do metabolismo dos glicídios e lipídeos.

A hemodiálise é um procedimento em que uma máquina é utilizada para limpar e filtrar o sangue, atuando como um rim artificial.

Enfim, o sistema excretor controla as substâncias que ficam e saem do corpo humano.

EXCREÇÃO NITROGENADA

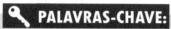

PALAVRAS-CHAVE:
excretas nitrogenadas – ácido úrico – ureia – amônia

O metabolismo das proteínas resulta em excretas nitrogenadas, que são moléculas ricas em nitrogênio, tóxicas para as células em geral. As excretas nitrogenadas devem ser eliminadas. São elas:

Ácido úrico ($C_5H_4N_4O_3$): eliminado sob a forma de cristais. Requer pouca água para ser excretado. É menos tóxico que a ureia.

Ureia (CH_4N_2O): requer pouca água para ser eliminado. Menos tóxica que a amônia.

Amônia (NH_3): extremamente tóxica e precisa de grande quantidade de água para ser eliminada. É convertida em ureia através de um ciclo de reações químicas que ocorre nas células hepáticas.

Assim, o nitrogênio é eliminado por meio da urina. Por isso, a urina apresenta coloração mais amarelada e odor característico. O tipo de excreta tem relação com a quantidade de água que está presente na composição corpórea do animal. Também associado ao tipo de ambiente que o animal habita.

Animais amoniotélicos excretam amônia. São os invertebrados aquáticos, peixes ósseos. Animais ureotélicos excretam ureia. Sua síntese ocorre no fígado dos vertebrados, a partir da reação entre amônia e CO_2. São os anelídeos, mamíferos, anfíbios e peixes cartilaginosos. O ser humano é ureotélico. Os animais uricotélicos excretam ácido úrico. São os répteis, aves e insetos.

RINS

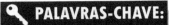
zona cortical – zona medular – néfrons – urina

O sistema urinário é composto por rins, ureteres, bexiga urinária e uretra. Os rins são órgãos pares, localizados na região dorsal, com formato de grão de feijão, e possuem uma cápsula de tecido conjuntivo fibroso como proteção.

Internamente há uma zona cortical (córtex) e uma zona medular. Composto por unidades excretoras denominadas néfrons, que são verdadeiros microfiltros. Cada rim possui em média um milhão de néfrons.

A urina é direcionada para a pelve renal, que se estreita e passa a receber o nome de ureter. Os ureteres levam a urina à bexiga, com função de armazenar a urina até o momento da micção. Da região inferior da bexiga sai a uretra, que é o canal de expulsão da urina. O reflexo da micção consiste no relaxamento do esfíncter interno da uretra e da contração da musculatura lisa da bexiga , que resulta em seu esvaziamento.

O rim direito é ligeiramente mais baixo que o rim esquerdo devido à presença do fígado. Os rins recebem cerca de 1,2 litros de sangue por minuto. Em média, um indivíduo elimina entre 1.000 e 1.500 ml de urina por dia. A capacidade média da bexiga é de 700 a 800 ml.

URINA

🔑 PALAVRAS-CHAVE:
filtração - reabsorção seletiva – eletrólitos – néfron – osmose – creatinina

O processo filtração-reabsorção seletiva, regulado por mecanismos nervosos e hormonais, é o processo pelo qual a urina é formada.

Filtração: o líquido filtrado é coletado pela cápsula (Cápsula de Bowman) – é o filtrado glomerular, que contém água, sais, glicose, aminoácidos, vitaminas e ureia. As proteínas não estão presentes porque têm alto peso molecular e não atravessam o epitélio da cápsula.

Reabsorção seletiva: ao longo dos túbulos do néfron, as substâncias são reabsorvidas, como a glicose, os aminoácidos, sódio e demais eletrólitos. A reabsorção ocorre por transporte ativo, com gasto energético. Já a água é absorvida passivamente pela osmose. O que é útil é reabsorvido. Há também o processo de excreção ativa, no sentido do plasma para o interior dos túbulos distais, onde há a eliminação de íons hidrogênio (H^+), o que confere acidez à urina.

Medicamentos e substâncias estranhas ao organismo não são reabsorvidos e são, então, eliminados na urina. Isso explica porque na urina é possível identificar drogas, sendo utilizada para identificar *doping* em atletas, por exemplo.

A urina é composta por 95% de água e 5% de substâncias orgânicas e inorgânicas. Em um litro de urina, em média, 25g são de ureia e o restante de sais (NaCL, creatinina, ácido úrico e amônia).

NÉFRON

🔑 PALAVRAS-CHAVE:
glomérulo – cápsula de Bowman – filtração glomerular – reabsorção tubular

Néfrons são as unidades excretoras dos rins, que contêm cerca de um milhão de néfrons em cada rim. Num néfron há um capilar enrolado, chamado de glomérulo. O glomérulo é envolvido por uma cápsula (Cápsula de Bowman), continuada em um túbulo longo. Essa cápsula é formada por epitélio pavimentoso, conferindo uma grande superfície de filtração do sangue.

O túbulo é dividido em três regiões: túbulo contorcido proximal (revestido por células cúbicas ricas em mitocôndrias e por inúmeras vilosidades que auxilia a reabsorção, uma vez que aumentam a superfície de contato. A reabsorção acontece principalmente por transporte ativo); alça de Henle (túbulo em forma de alça com atividade enzimática intensa, tendo papel na concentração da urina) e túbulo contorcido distal (no qual ocorre a absorção de sódio pela ação da aldosterona, e excreção de potássio e amônia. O ducto coletor recebe a urina formada nas etapas anteriores.

São três funções básicas do néfron: filtração glomerular (a pressão sanguínea força a água e maioria dos solutos no plasma sanguíneo através da parede dos vasos capilares glomerulares, formando o filtrado glomerular); reabsorção tubular (o filtrado glomerular passa pelo túbulo renal até o túbulo coletor. Quase 99% da água e muitos solutos retornam para o sangue); secreção tubular (substâncias como resíduos, drogas, e íons em excesso no sangue são removidos).

Aproximadamente 80% dos néfrons presentes em um rim estão localizados numa região chamada córtex, e os outros 20% adentram no interior da medula.

SISTEMA NERVOSO

FUNÇÕES DO SISTEMA NERVOSO

🔑 PALAVRAS-CHAVE:
controle – integradora – sensorial – motora – central – periférico – autônomo

O sistema nervoso atua direta ou indiretamente no controle de outros sistemas do organismo. Apresenta uma série de funções:

Integradora: capta as mensagens, estímulos do ambiente, e elabora respostas que podem ser dadas na forma de movimentos, sensações e elaboração do pensamento.

Sensorial: transmite informações geradas pelos estímulos exteriores.

Motora: controla a musculatura esquelética e visceral, e as secreções das glândulas exócrinas e endócrinas.

Manutenção da homeostase: a homeostase depende de dois tipos de controle – controle químico (através de hormônios, que são transportados pelo sangue com efeito em determinados órgãos-alvo) – controle nervoso (através de neurônios que dão respostas rápidas).

O sistema nervoso é dividido em: sistema nervoso central (SNC), constituído por encéfalo e medula espinhal; sistema nervoso periférico (SNP), constituído por 12 pares de nervos cranianos e 31 pares de nervos espinhais; sistema nervoso autônomo (SNA), constituído por parte simpática e parassimpática.

O sistema nervoso controla as ações voluntárias (correr, falar, andar) e involuntárias (respiração, digestão, batimentos cardíacos). O sistema nervoso é fundamental para a percepção do ambiente e para o funcionamento do organismo.

NEURÔNIOS

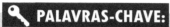

PALAVRAS-CHAVE:
excitabilidade – condutibilidade – corpo celular – axônio – dendritos – sensoriais – motores – interneurônios

Neurônios são as células nervosas. Temos cerca de 86 bilhões de neurônios. São células altamente especializadas, com propriedades de excitabilidade e condutibilidade. O neurônio tem um corpo celular e uma ramificação longa, o axônio, e ramificações curtas, os dendritos. No corpo celular há o núcleo e demais organelas (mitocôndrias, complexo golgiense, retículo endoplasmático rugoso). É nos corpos celulares que acontece o metabolismo geral do neurônio.

No sistema nervoso central, os axônios são envolvidos por oligodendrócitos, e no sistema nervoso periférico, os axônios são envolvidos pelas células de Schwann, que formam a bainha de mielina. Entre as células de Schwann há estrangulamentos: os nódulos de Ranvier. A bainha de mielina é lipídica e atua como isolante e facilitador da transmissão do impulso nervoso. As fibras nervosas mielínicas conduzem o impulso nervoso numa velocidade de mais de 100 m/s.

Os dendritos são extensões que se ramificam e recebem os sinais químicos de outro neurônio. Os neurônios têm uma grande quantidade de dendritos. É pelo axônio que os sinais são transmitidos para outros neurônios, glândulas ou músculos.

Há três tipos principais de neurônios: os sensoriais, os motores e os interneurônios. Os neurônios sensoriais levam a informação captada do ambiente até o sistema nervoso central. Os neurônios motores conduzem o comando do sistema nervoso central aos órgãos. E os interneurônios transmitem o sinal dos neurônios sensoriais ao sistema nervoso central.

IMPULSO NERVOSO

PALAVRAS-CHAVE:
axônio – despolarização – bomba de sódio e potássio – fibras mielínicas – condução saltatória

O impulso nervoso é conduzido sempre em um único sentido. É uma corrente elétrica que percorre o axônio por efeito do processo de despolarização da membrana. Isso ocorre devido a um processo denominado bomba de sódio e potássio. No meio extracelular, há maior concentração de íons sódio. Isso confere a carga positiva em sua face externa, e negativa em sua face interna. Após a aplicação de um estímulo na região do axônio, a membrana torna-se permeável aos íons sódio, que passam a entrar na célula, mudando a polarização da membrana: negativa na face externa e positiva na face interna. Essa mudança de polarização chama-se despolarização. Cada região estimulada vai modificando a polarização da região vizinha.

Daí entra em ação a bomba de sódio e potássio, que expulsa os íons sódio, e a membrana retorna à sua polarização inicial: positiva na face externa e negativa na face interna. Enfim, o impulso nervoso propaga-se, então, como uma super rápida inversão da polaridade em toda a extensão da membrana do axônio.

Nas fibras mielínicas, a inversão de polaridade ocorre somente nas regiões dos nódulos de Ranvier, que são estrangulamentos na bainha de mielina. O impulso nervoso salta diretamente de um nódulo para outro. É a condução saltatória, que promove grande aumento de velocidade na condução do impulso nervoso.

SINAPSE

🔑 PALAVRAS-CHAVE:
fenda sináptica – axônio – neurotransmissor – botões sinápticos – função excitatória – função inibitória

É a região de comunicação entre dois neurônios, ou entre um neurônio e uma célula muscular, ou entre um neurônio e uma glândula. O espaço entre as membranas dos neurônios ou entre o neurônio e uma célula, chama-se fenda sináptica. Nessas conexões entre os neurônios ocorre a passagem do impulso nervoso entre as células. Quando um impulso atinge as terminações do axônio ocorre, nesse local, a liberação de substâncias nas vesículas sinápticas. Essas substâncias agem como mediadores químicos na transmissão de impulsos e são chamadas de neurotransmissores.

O neurotransmissor liberado estimula a membrana do neurônio receptor, modificando sua permeabilidade. Esse é o novo impulso ao longo do dendrito. Certos neurotransmissores têm função excitatória em uma sinapse. Outros têm função inibitória. Os neurotransmissores são produzidos no corpo celular e nos botões sinápticos (expansões nas ramificações dos axônios). São exemplos de neurotransmissores: acetilcolina (que estimula a propagação dos impulsos nervosos das células nervosas para células motoras e músculos esqueléticos); endorfina (relacionada com euforia); serotonina (relacionada com batimentos cardíacos, regulação do humor – a falta deste neurotransmissor pode desencadear depressão, estresse, ansiedade); GABA (ácido gama-aminobutírico, um neurotransmissor inibitório, diminuindo a atividade do sistema nervoso central, sendo secretado durante o repouso, acalmando o cérebro).

GÂNGLIO E NERVOS

> 🔑 **PALAVRAS-CHAVE:**
> cápsula de tecido conjuntivo – coordenação – regulação – sensitivos – autônomos – cranianos – espinhais

Os gânglios são centros nervosos ao longo da medula, próximos à coluna vertebral, fora do sistema nervoso central. São envolvidos por uma cápsula de tecido conjuntivo que protege grande número dos corpos celulares de neurônios. Os gânglios recebem e emitem nervos.

Os gânglios do sistema nervoso autônomo funcionam como pequenos centros de coordenação e regulação das funções dos vários órgãos viscerais que não dependem de um comando cerebral direto.

Existem dois tipos de gânglios: os sensitivos e os autônomos. Os gânglios sensitivos podem ser cranioespinhais, e também presentes na raiz dorsal dos nervos espinhais.

E os gânglios autônomos se dividem em simpáticos e parassimpáticos. Os gânglios simpáticos se localizam nas grandes cavidades do corpo (como torácica e abdominal), longe do sistema nervoso central. Já os gânglios parassimpáticos estão situados no interior dos órgãos inervados.

Os nervos são feixes de fibras nervosas unidas por tecido conjuntivo. Conectam o sistema nervoso central a outros órgãos periféricos, e são responsáveis pela transmissão dos impulsos nervosos. São divididos em: nervos espinhais (31 pares que fazem conexão com a medula espinhal. Inervam o tronco e membros); nervos cranianos (12 pares conectados ao encéfalo. Inervam estruturas da cabeça e pescoço).

São aferentes quando enviam sinais do corpo para o sistema nervoso central (sensitivos). São eferentes quando enviam sinais do sistema nervoso central para os músculos e glândulas (motores). São formados por fibras sensoriais e motoras (mistas), como ocorre nos nervos raquidianos.

SISTEMA NERVOSO CENTRAL

> **🔑 PALAVRAS-CHAVE:**
> encéfalo – medula espinhal – processamento de informações – substância branca – substância cinzenta

É formado pelo encéfalo e pela medula espinhal. Recebe e interpreta os estímulos. É um verdadeiro centro de processamento de informações. É composto por substâncias branca e cinzenta. A substância branca corresponde aos axônios, e a cinza corresponde aos corpos celulares.

No encéfalo, a substância cinzenta localiza-se mais externamente (a única exceção é o bulbo), e na medula ocorre exatamente o contrário. O encéfalo localiza-se na caixa craniana e apresenta três órgãos: cérebro, cerebelo e tronco encefálico. O cérebro relaciona-se com funções como inteligência e memória. O cerebelo tem funções relacionadas ao equilíbrio e tônus muscular. O tronco encefálico regula a respiração, a frequência cardíaca, a pressão arterial e outras funções importantes. A medula espinhal é um cordão de tecido nervoso localizado no interior da coluna vertebral e está relacionada à condução dos impulsos nervosos do corpo até o encéfalo, coordenando as atividades musculares e reflexos.

Todo sistema nervoso central é envolvido por três membranas: as meninges. Entre as meninges existe um espaço preenchido pelo líquido cefalorraquidiano, que garante a proteção do sistema nervoso central.

O sistema nervoso central é o principal centro de comando do organismo.

SISTEMA NERVOSO PERIFÉRICO

🔑 PALAVRAS-CHAVE:
nervos cranianos – nervos espinhais – gânglios nervosos – impulso nervoso

Constituído por nervos cranianos, espinhais e gânglios nervosos. Os nervos são formados basicamente por axônios, dendritos, ou ambos revestidos por tecido conjuntivo. Poder ser: sensoriais (formados por dendritos, que levam o impulso nervoso aos centros nervosos), motores (formados por axônios, que levam o impulso dos centros para os órgãos efetuadores – músculos e gânglios) e mistos (formados por feixes sensoriais e motores).

Os nervos que partem do cérebro são cranianos (12 pares), e os que partem da medula – espinhais (31 pares).

Os gânglios são centros nervosos formados por corpos celulares de neurônios. São interligados e também se conectam aos órgãos por nervos, participando da regulação de funções viscerais. Na porção terminal dos nervos, é possível observar as terminações nervosas, as quais podem ser sensitivas ou motoras. As sensitivas captam estímulos (calor, pressão, luz). As motoras terminam nos músculos e glândulas.

SISTEMA NERVOSO AUTÔNOMO

🔑 PALAVRAS-CHAVE:
funções vegetativas – parte simpática – parte parassimpática – adrenalina – noradrenalina – acetilcolina

Respiração, circulação e digestão são exemplos de funções vegetativas, isto é, funções que não dependem de nosso controle voluntário. É o sistema nervoso autônomo o responsável por essas funções vegetativas, sendo constituído por parte simpática e parassimpática.

As fibras nervosas do sistema nervoso autônomo não estão ligadas diretamente aos órgãos que controlam. As fibras pré-ganglionares originam-se de neurônios localizados no encéfalo e na medula, e terminam em sinapses, em gânglios, dos quais partem as fibras pós-ganglionares, que chegam aos órgãos viscerais.

Na parte simpática, os gânglios estão situados em ambos os lados da medula. Na parte parassimpática, os gânglios saem do cérebro e da região sacra da medula.

Adrenalina e noradrenalina são neurotransmissores da parte simpática. As fibras simpáticas são adrenérgicas.

Acetilcolina é o neurotransmissor da parte parassimpática. E as fibras parassimpáticas são colinérgicas.

As fibras simpáticas e parassimpáticas chegam aos órgãos viscerais estimulando e inibindo funções, e atuam de forma antagônica. As ações dos sistemas simpático e parassimpático acontecem de forma integrada.

VÍDEO:

CÉREBRO

🔑 PALAVRAS-CHAVE:
matéria cinzenta – matéria branca – hemisférios – corpo caloso – sulcos – giros – processamento de informações

A superfície externa cerebral constitui o córtex, de matéria cinzenta, onde estão os corpos celulares dos neurônios. Na região interna, tem-se a matéria branca. O cérebro é formado por dois hemisférios, direito e esquerdo, ligados ao corpo caloso. Na região ventral do cérebro estão visíveis os 12 pares de nervos cranianos, que podem ser sensoriais, motores ou mistos. A superfície do cérebro é altamente irregular, composta por depressões (sulcos) e giros (elevações). Estes aumentam a área de superfície do cérebro, o que lhe confere maior poder de processamento das informações.

Cada hemisfério é composto por cinco regiões, denominadas lobos cerebrais: frontal, parietal, temporal, occipital e insular. Cada lobo cerebral desempenha um conjunto de funções específicas:

Lobo frontal – movimentos voluntários e linguagem;

Lobo parietal – integração das informações sensoriais;

Lobo temporal – processamento das informações auditivas e codificação da memória;

Lobo occipital – percepção visual;

Lobo insular – ligada a desejos, vícios, comportamento e emoções.

Profundamente no cérebro estão as estruturas subcorticais: diencéfalo, gânglios da base, sistema límbico e glândula hipófise. O diencéfalo inclui o tálamo (que transmite informações motoras e sensitivas entre o córtex cerebral e a periferia), o epitálamo (que consiste na glândula pineal – envolvido no controle do ciclo sono-vigília) e hipotálamo (que regula o metabolismo).

Os gânglios da base fazem parte do sistema motor extrapiramidal, que ajustam as habilidades motoras. O sistema límbico controla as emoções e a homeostase, e a glândula hipófise está alojada no interior de uma estrutura óssea (sela turca), localizada na base do cérebro, com função de produzir hormônios que regulam o funcionamento de outras glândulas endócrinas.

CEREBELO

🔑 **PALAVRAS-CHAVE:**
hemisférios – vérmis – coordenação motora – equilíbrio

O cerebelo é formado por dois hemisférios e uma porção média com estrias, denominada vérmis. A matéria cinzenta é externa. As funções do cerebelo estão relacionadas ao equilíbrio e ao tônus muscular. Assim, coordena as funções motoras, tendo função moderadora dos movimentos.

Permite prever posições que o corpo deve ajustar ao executar determinado movimento coordenado, como por exemplo: correr, saltar, ou seja, a função mais evidente do cerebelo é o ajuste fino dos movimentos, relacionados à manutenção do corpo numa linha média, ao equilíbrio, à marcha, à coordenação motora.

Lesões que acometem o cerebelo, por exemplo, falta de oxigenação, efeito do álcool, comprometem a movimentação, a precisão e a rapidez dos movimentos, causando diminuição do tônus muscular, alteração da marcha e do equilíbrio.

TRONCO ENCEFÁLICO

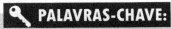 **PALAVRAS-CHAVE:**
mesencéfalo – ponte – bulbo – funções vegetativas

Sistema Nervoso

O tronco encefálico é a parte mais inferior do encéfalo. É constituído por: mesencéfalo, ponte e bulbo. Suas funções principais são: promover o trânsito de informações entre o cérebro e a medula espinhal, e regular as funções vegetativas (frequência cardíaca, pressão arterial, respiração e funções gastrintestinais). É no tronco encefálico que se encontram os núcleos da maior parte dos nervos cranianos.

O mesencéfalo é a parte mais superior do tronco encefálico. Responsável pelos reflexos audiovisuais, estado de alerta e regulação da temperatura corporal.

A ponte, no meio do tronco encefálico, relaciona-se com o sono, audição, deglutição, gustação e ações motoras.

O bulbo, na parte mais inferior do tronco encefálico, regula atividades autonômicas relacionadas às funções cardíaca, respiratória, reflexa e vasomotora.

Por conta das funções que desempenha, lesões no tronco encefálico podem ser muito comprometedoras ou fatais.

MEDULA ESPINHAL

🔑 PALAVRAS-CHAVE:
matéria cinzenta – matéria branca – nervos espinhais – líquido cefalorraquidiano – atos reflexos

Na medula espinhal, a matéria cinzenta localiza-se centralmente, onde estão os corpos celulares dos neurônios. Perifericamente está a matéria branca, formada por feixes de fibras transmissoras das informações nervosas.

Ao longo da medula espinhal, bilateralmente, partem 31 pares de nervos espinhais. As vértebras na coluna vertebral conferem proteção à medula espinhal. A medula espinhal atua em vários processos importantes, promovendo o transporte de informações até o encéfalo, e atuando nos movimentos.

A medula estende-se desde o forame magno (abertura do osso occipital) até a região de junção da primeira e segunda vértebra lombar (L1 e L2). Assim, a medula espinhal não se estende por toda a coluna vertebral. Porém, as raízes de alguns nervos que chegam até à porção final da coluna formam a cauda equina.

O afilamento da medula espinhal na região terminal denomina-se cone medular, do qual segue o filamento terminal, estendido até o cóccix. A medula espinhal possui um canal central no qual circula o líquido cefalorraquidiano (LCR), essencial para levar os nutrientes ao sistema nervoso central, e para a retirada dos resíduos metabólicos.

A medula espinhal ainda é responsável por desencadear respostas simples que são os atos reflexos. Os atos reflexos independem do encéfalo. Ao receber certo estímulo, os neurônios sensoriais levam a informação até a medula. Nesse local, os neurônios motores conduzem os sinais até os músculos, para que estes se contraiam.

ARCO REFLEXO

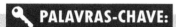

atos involuntários – estímulo periférico – receptores – nervo sensitivo – centro nervoso – nervo motor – órgão efetuador

Reflexos são atos involuntários e rápidos que visam à proteção e à adaptação do organismo quando se recebe um estímulo periférico.

São estruturas que constituem o arco reflexo: receptores (na pele, mucosas, tendões, músculos), nervo sensitivo (que leva o impulso até o centro nervoso), centro nervoso (encéfalo ou medula espinhal), nervo motor (que leva o impulso para o órgão efetuador) e órgão efetuador (glândula ou músculo).

O arco reflexo que tem a medula como centro nervoso não depende do cérebro. A excitação é processada na medula, e não no encéfalo. Por exemplo: arco reflexo patelar – um estímulo na patela provoca contração da perna, que é lançada para frente. Outro exemplo: reflexo pupilar – contração rápida da pupila por contração do músculo esfíncter da íris, o receber um foco de luz.

O mesmo ocorre ao se tocar em uma panela com a temperatura muito alta: retiramos a mão mesmo antes de sentir dor.

Os atos reflexos são respostas rápidas e involuntárias, importantes para a sobrevivência.

VÍDEO:

MENINGES

🔑 PALAVRAS-CHAVE:
dura-máter – aracnoide – pia-máter – espaço epidural – espaço subdural – espaço subaracnóideo – líquor

As meninges são membranas que envolvem o sistema nervoso central. De fora para dentro: dura-máter, aracnoide e pia-máter. Tais membranas protegem o sistema nervoso central contra choques mecânicos e regulam a pressão nesse sistema.

A dura-máter é a meninge mais superficial, sendo formada por tecido conjuntivo denso, estando presentes, então, fibras colágenas, nervos e vasos sanguíneos. Por ter muitas terminações nervosas, relaciona-se à sensibilidade intracraniana.

A aracnoide está entre a dura-máter e a pia-máter, sendo formada por tecido conjuntivo denso avascularizado.

A pia-máter é a mais interna das meninges. Está intimamente aderida à superfície do encéfalo, constituída de tecido conjuntivo frouxo vascularizado.

Entre as paredes do canal vertebral e a dura-máter está o espaço epidural. Entre a dura-máter e a aracnoide há o espaço subdural, com pequena quantidade de líquido que lubrifica o espaço. Entre a pia-máter e a aracnoide há o espaço subaracnóideo, com grande quantidade de líquido cefalorraquidiano (LCR) ou líquor, o qual protege o sistema nervoso central contra impactos, transporta metabólitos e regula a pressão interna do sistema nervoso. O LCR é formado por água, proteínas, glicose, glóbulos brancos e alguns hormônios. A produção e a circulação desse líquido são contínuas.

Fisiologia Geral Descomplicada

VÍDEO:

SISTEMA SENSORIAL

ORGÃOS SENSORIAIS

> **🔑 PALAVRAS-CHAVE:**
> estruturas sensoriais – estímulos ambientais – fibras nervosas – fotorreceptores – fonorreceptores – quimiorreceptores – receptores de superfície

A porção inicial das estruturas sensoriais é constituída pelos receptores, cuja função é converter diferentes formas de estímulos ambientais em um potencial gerador em suas membranas.

Esses receptores conectam-se com fibras nervosas, cujos neurônios transformam esse potencial gerador em um potencial de ação, transmitindo-o para o encéfalo na forma de impulso nervoso.

Podemos classificar os receptores sensoriais de acordo com a natureza do estímulo que o excita: fotorreceptores, fonorreceptores, quimiorreceptores e receptores de superfície.

Ou seja, temos entradas para o meio: estruturas que colocam o sistema nervoso em contato com os estímulos provenientes do ambiente – cheiro, imagens, sabores, sons. Essas estruturas são os órgãos sensoriais.

VISÃO

> 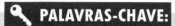 **PALAVRAS-CHAVE:**
> estímulos luminosos – retina – neurônios – cones – bastonetes – percepção visual

O olho é um órgão que recebe estímulos luminosos e gera impulso nervoso que é levado ao cérebro. A retina apresenta três camadas de neurônios, sendo uma delas composta de células fotossensíveis e responsáveis pela transdução fotoelétrica: os cones e os bastonetes. A retina humana possui aproximadamente 120 milhões de bastonetes e 6 milhões de cones.

Os bastonetes são mais numerosos que os cones (20 para 1) e distribuem-se mais pela região periférica e têm maior sensibilidade à luz, sendo responsável pela percepção de formas. A rodopsina ou púrpura visual é um pigmento presente nos bastonetes, sendo importante para a visão na obscuridade. Como ela é formada por uma proteína associada a um derivado da vitamina A, a falta de vitamina A pode desencadear dificuldades visuais. Os cones concentram-se na região central da retina e são sensíveis apenas à luz forte, dando a percepção de cores.

Enfim, o olho é um órgão dedicado para detecção das fontes de luz visível. Além de a luz visível ser utilizada para a percepção visual, é também utilizada para organizar os ritmos biológicos, particularmente aqueles associados à duração do fotoperíodo, como o ciclo claro-escuro (como o ciclo sono vigília).

AUDIÇÃO

🔑 PALAVRAS-CHAVE:
meato acústico – tímpano – martelo – bigorna – estribo – cóclea – estímulo mecânico – potencial de ação

As ondas sonoras penetram no meato acústico e fazem vibrar o tímpano. Essa vibração chega aos três ossículos móveis (martelo, bigorna e estribo). A vibração desses ossículos é transmitida à janela oval – um ponto da orelha interna – onde se encontra a cóclea, um canal espiral (externamente ósseo e internamente membranoso), onde se localizam as células sensoriais auditivas.

O estímulo mecânico é transformado em potencial de ação, e o impulso nervoso é levado ao cérebro pelo nervo vestíbulo coclear.

As orelhas são mecanorreceptores, pois percebem as ondas sonoras.

VÍDEO:

OLFATO E PALADAR

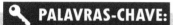

PALAVRAS-CHAVE:
epitélio olfatório – células sensoriais – impulsos nervosos – informações sensoriais

O olfato relaciona-se à percepção de partículas em suspensão no ar pelo epitélio olfatório nas narinas. O gosto relaciona-se à percepção de soluções que entram em contato com as células sensoriais, presentes nos botões gustativos. Os quimiorreceptores relacionam-se à percepção das mais diferentes substâncias que entram em contato no organismo.

Quando as substâncias estimulam as células sensoriais, um impulso nervoso é gerado e se propaga até o cérebro, onde é originada a consciência do odor e do gosto.

As partículas dos odores em suspensão no ar dissolvem-se no muco que cobre o epitélio olfatório. O bulbo olfativo é a região do cérebro que recebe as informações sensoriais provenientes da mucosa olfativa.

Os receptores do paladar encontram-se nas papilas gustativas, que se distribuem na superfície da língua. Há quatro sensações gustativas: doce, salgado, azedo e amargo. Suas combinações em diferentes proporções resultam todos os sabores que podemos perceber.

A gustação e olfato interagem. Por isso que quando a mucosa nasal está muito inflamada por gripes ou alergias, não sentimos o sabor da comida.

RECEPTORES DE SUPERFÍCIE

> **PALAVRAS-CHAVE:**
> mecanorreceptores – receptores cutâneos – estímulos

São os receptores sensoriais cutâneos localizados na pele. Em toda a pele há mecanorreceptores especializados em receber os estímulos de mudança de pressão, de temperatura, de toque e de dor.

Receptores:

De Krause: são receptores de frio.

De Ruffini: as informações destes, juntamente com as informações sobre a própria temperatura do corpo, desencadeiam mecanismos que garantem a homotermia.

De Meissner: são receptores sensíveis ao tato.

De Vater-Pacini: são receptores sensíveis à pressão.

Na pele há terminações nervosas livres, sensíveis à dor.

Os anestésicos de uso local atuam diretamente nos receptores de dor, e outros tipos de medicamentos para dor atuam inibindo a produção de substâncias que causam dores e inflamações em várias regiões do corpo.

Fisiologia Geral Descomplicada

SISTEMA ENDÓCRINO

FUNÇÕES DO SISTEMA ENDÓCRINO

PALAVRAS-CHAVE:
glândulas – hormônios – hipotálamo – hipófise – tireoide – paratireoides – pâncreas – adrenais – testículos – ovários

O sistema endócrino é composto por um grupo de glândulas e órgãos que regulam e controlam várias funções do organismo, por meio da produção e secreção de hormônios.

Os hormônios são substâncias químicas que afetam a atividade de outra parte do corpo. Os hormônios atuam como mensageiros que controlam e coordenam as atividades em todo o corpo. Circulam pelo organismo, por meio da circulação sanguínea, e ligam-se a receptores específicos.

As principais glândulas do sistema endócrino que individualmente fabricam um ou mais hormônios específicos são:

Hipotálamo
Hipófise
Glândula tireoide
Glândulas paratireoides
Células ilhotas dos pâncreas
Glândulas adrenais
Testículos
Ovários

HIPOTÁLAMO

> 🔑 **PALAVRAS-CHAVE:**
> hipófise – hormônios liberadores – hormônios inibidores – antidiurético – ocitocina

O hipotálamo produz vários hormônios que estimulam a hipófise a secretar outros hormônios. Localiza-se na base do encéfalo, abaixo do tálamo e acima da hipófise. Está conectado à hipófise por uma haste denominada infundíbulo.

Também age sobre a regulação da temperatura, apetite, sede, ciclo do sono e sistema nervoso autônomo. Fabrica hormônios que atuam estimulando e inibindo a ação da adeno-hipófise, além dos hormônios liberados a partir da neuro-hipófise.

Hormônios que atuam diretamente na hipófise:

Hormônio liberador do hormônio do crescimento: secreta hormônio do crescimento.

Hormônio liberador de corticotropina: promove a liberação do hormônio adrenocorticotrófico (ACTH).

Hormônio liberador de tireotropina: estimula a secreção de hormônio tireoestimulante e prolactina.

Hormônio liberador de gonadotropinas: libera o hormônio luteinizante (LH) e hormônio folículo-estimulante (FSH).

Hormônio inibidor do hormônio do crescimento: inibe a liberação do hormônio do crescimento.

Fator inibidor da prolactina: inibe a liberação da prolactina.

Hormônios sintetizados nas células neurossecretoras do hipotálamo e armazenados e secretados na neuro-hipófise:

Hormônio antidiurético (vasopressina): aumenta a concentração da urina por meio da retenção de água nos rins, por isso, conserva a água no organismo. O álcool das bebidas alcoólicas inibe a liberação desse hormônio, portanto, tem efeito diurético.

Ocitocina: promove a ejeção do leite pelas glândulas mamárias e regula as contrações uterinas durante o parto.

HIPÓFISE

PALAVRAS-CHAVE:
glândula mestra – glândulas-alvo – lobo anterior – lobo posterior – hipotálamo

É uma glândula mestra, pois secreta hormônios que regulam outras glândulas endócrinas. Tem o tamanho de uma ervilha e está alojada na base do cérebro, no interior de uma estrutura óssea, a sela túrcica.

Por sua vez, a hipófise é controlada em grande parte pelo hipotálamo. O hipotálamo e a hipófise determinam quanto estímulo as glândulas-alvo precisam, através da detecção dos níveis dos hormônios produzidos pelas glândulas controladas pela hipófise (glândulas-alvo).

Apresentam duas partes distintas: lobo anterior e lobo posterior, ambos ligados ao hipotálamo.

Hormônios do lobo anterior:

Hormônio do crescimento: regula o crescimento e o desenvolvimento físico.

Hormônio adrenocorticotrófico (ACTH) estimula as glândulas adrenais a produzirem cortisol e outros hormônios.

Hormônio estimulante da tireoide: estimula a tireoide a produzir os hormônios da tireoide.

Hormônio folículo-estimulante e hormônio luteinizante: estimulam os testículos a produzirem espermatozoides, e os ovários a produzirem óvulos, e os órgãos sexuais a produzirem hormônios sexuais (testosterona e estrogênio).

Prolactina: estimula as glândulas mamárias a produzirem leite.

Hormônios do lobo posterior:

Hormônio antidiurético (vasopressina): que atua na manutenção do equilíbrio hídrico.

Ocitocina: faz com que o útero se contraia durante e após o parto, e promove a ejeção do leite.

TIREOIDE

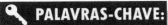

lobos laterais – T3 – T4 – metabolismo basal – calcitonina

A glândula tireoide localiza-se na região frontal e inferior do pescoço. Tem dois lobos laterais. Produz os hormônios T3 (triiodotironina) e T4 (tetraiodotironina ou tiroxina).

Atua diretamente no crescimento e desenvolvimento de crianças e adolescentes, na regulação dos ciclos hormonais, na fertilidade, no peso, na memória, no humor e no controle emocional. Em todas as idades regula o metabolismo de proteínas, carboidratos e gorduras.

Quando a tireoide não funciona corretamente, pode liberar hormônios em quantidade insuficiente (hipotireoidismo) ou em excesso (hipertireoidismo). Nos dois casos, o volume da glândula aumenta, o que é conhecido como bócio.

T3 e T4 possuem diversas funções associadas ao metabolismo basal. Quase todas as células do organismo têm receptores para ambos os hormônios. A quantidade de T4 é maior que a de T3. O iodo ingerido na alimentação é ativamente concentrado pela tireoide, e convertido em iodo orgânico dentro das células da tireoide.

As células parafoliculares (células C) secretam o hormônio calcitonina, liberado em resposta à hipercalcemia e reduz as concentrações de cálcio no sangue.

PARATIREOIDES

🔑 PALAVRAS-CHAVE:
cálcio – paratormônio – calcitonina – formação óssea

As glândulas paratireoides são quatro glândulas que ficam no pescoço, atrás da tireoide. Sua função é controlar os níveis de cálcio no sangue por meio da produção do hormônio paratormônio (PTH).

O paratormônio tem como função manter o nível de cálcio necessário para o bom funcionamento do organismo. As células da paratireoide detectam as diminuições de cálcio plasmático e, em resposta, liberam o paratormônio.

O paratormônio eleva o cálcio plasmático, aumentando a absorção intestinal e renal de cálcio, e mobiliza cálcio e fosfato dos ossos (reabsorção óssea). Também estimula a conversão da vitamina D para sua forma mais ativa (calcitriol), que aumenta a porcentagem de cálcio alimentar absorvido pelo intestino e a reabsorção óssea.

A regulação do metabolismo de cálcio envolve além do paratormônio, a calcitonina. É secretada pelas células parafoliculares da tireoide (células C). Reduz a concentração plasmática de cálcio, aumentando a captação celular e a formação óssea.

SUPRARRENAIS

🔑 PALAVRAS-CHAVE:
medula renal – córtex renal – aldosterona – cortisol – adrenalina – noradrenalina

As glândulas suprarrenais (ou adrenais) localizam-se acima de cada rim. São responsáveis pela produção de importantes hormônios que atuam em vários órgãos e participam do funcionamento do organismo.

Há duas regiões distintas: a medula e o córtex. Cada uma dessas regiões produz hormônios diferentes, e apresentam características próprias.

O córtex (porção externa) constitui 90% da glândula e regula a produção dos hormônios aldosterona, cortisol e os sexuais.

Aldosterona: atua no equilíbrio de sódio e potássio no plasma sanguíneo.

Cortisol: atua na manutenção dos níveis de glicose e da pressão arterial. Controla o estresse (hormônio do estresse).

A medula (porção central) é responsável por produzir adrenalina e noradrenalina, conforme estímulos do sistema nervoso, relacionado a funções como frequência respiratória, respiração, digestão. Esses hormônios são liberados em grandes quantidades depois de emoções (estresse, susto, medo) e provocam aumento dos batimentos cardíacos, pressão arterial, constrição dos vasos.

PÂNCREAS

> 🔑 **PALAVRAS-CHAVE:**
> função exócrina – função endócrina – células alfa – células beta – insulina – glucagon – diabetes

O pâncreas localiza-se atrás do estômago, e entre o duodeno e o baço. Possui duas funções: a exócrina e a endócrina.

A exócrina: responsável pela produção de enzimas envolvidas na digestão e absorção dos alimentos. A endócrina: responsável pela produção de insulina e glucagon que regulam níveis adequados de açúcares no sangue. Esses dois hormônios são sintetizados por células que formam as ilhotas pancreáticas ou ilhotas de Langerhans. As células alfa secretam glucagon, que aumenta o nível de glicose no sangue. Promove a decomposição do glicogênio presente no fígado e a liberação de glicose para o sangue, quando o corpo precisa de energia. As células beta secretam insulina, que promove a redução do nível de glicose no sangue. Quando o nível de glicose aumenta no sangue, a insulina atua promovendo o aumento do transporte de glicose para as células do corpo, para que ela possa ser utilizada nas atividades celulares. Também estimula o fígado a armazenara glicose na forma de glicogênio (reserva). Insulina e glucagon atuam de maneira contrária.

Na diabetes, o pâncreas não produz insulina, e assim, o nível de glicose aumenta, um quadro denominado hiperglicemia.

OVÁRIOS

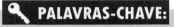

PALAVRAS-CHAVE:
progesterona – estrogênio – óvulos

Os ovários são glândulas responsáveis pela síntese de hormônios sexuais e produção e armazenamento de células reprodutivas (os óvulos).

Quanto aos hormônios sexuais:

Progesterona: prepara o organismo da mulher para a concepção e gravidez, atua na manutenção da gravidez, relaxa a musculatura uterina e estimula o desenvolvimento das glândulas mamárias.

Estrogênio: responsável pelas características sexuais secundárias femininas, como desenvolvimento mamário e crescimento dos pelos pubianos. Regula a distribuição de gordura pelo corpo, contribuindo para as formas corporais femininas.

A quantidade de progesterona e estrogênio é alterada durante o ciclo menstrual. Altos níveis de estrogênio ocorrem até a fase da ovulação. Depois esse nível cai e sobe o nível de progesterona, que chega ao ápice durante a menstruação.

VÍDEO:

TESTÍCULOS

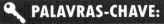 **PALAVRAS-CHAVE:**
testosterona – espermatozoides – características sexuais

Os testículos produzem hormônios e células reprodutivas (espermatozoides). O principal hormônio sintetizado pelos testículos é a testosterona. Atua na espermatogênese e é responsável pelo desenvolvimento das características sexuais masculinas (aumento dos pelos, engrossamento da voz, desenvolvimento das estruturas reprodutoras masculinas), pelo impulso sexual e aumento da massa muscular.

SISTEMA REPRODUTOR FEMININO

O SISTEMA REPRODUTOR FEMININO

🔑 PALAVRAS-CHAVE:
óvulos – fecundação – embrião – hormônios

O sistema reprodutivo feminino tem como funções:
Produz os óvulos (gametas femininos).
Permite a fecundação e a implantação do embrião.
Permite o desenvolvimento do embrião.
Produz os hormônios sexuais femininos.

Apresenta órgãos externos e internos. A genitália externa é a vulva, formada por pequenos e grandes lábios, clitóris, abertura vaginal e abertura da uretra.

Os órgãos internos são: ovários, tubas uterinas, útero e vagina.

CICLO MENSTRUAL

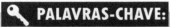 **PALAVRAS-CHAVE:**
progesterona – estrogênio – fase folicular – fase ovulatória – fase lútea – menarca

Corresponde às transformações cíclicas que ocorrem no útero, reguladas por hormônios. O ciclo dura cerca de 28 dias e prepara a parede uterina para o estabelecimento de um embrião em uma possível gestação. Possui três fases:

Fase folicular: hormônio estrogênio estimula o espessamento do endométrio (parede uterina) por proliferação celular.

Fase ovulatória: o folículo se rompe e libera o ovócito. Estradiol e progesterona estimulam a manutenção e o desenvolvimento da parede uterina, que atuará na manutenção do embrião.

Fase lútea: se não ocorre a gravidez, há uma queda da concentração de hormônios que promovem a desintegração da parede uterina (endométrio), que é eliminada na menstruação.

No ciclo menstrual há uma sequência de interações neuro-hormonais e hormônios ovarianos. A primeira menstruação é chamada de menarca e nos primeiros anos é normal que os ciclos sejam irregulares. Com o tempo, tornam-se mais regulares.

CICLO OVARIANO

🔑 PALAVRAS-CHAVE:
ovogônias – ovócitos – ovulação – hormônio folículo estimulante – hormônio luteinizante

Os ovários, gônadas femininas, produzem os gametas femininos. Os ovários, ainda no período embrionário, produzem as ovogônias, que originam os ovócitos primários, por mitose. Os ovócitos primários ficam armazenados nos folículos. Com a liberação do hormônio pelo hipotálamo (gonadotrofina hipofisária – GnRH), a adeno-hipófise é estimulada e secreta o hormônio folículo estimulante (FSH) e luteinizante (LH), os quais estimulam o crescimento do folículo primário que, então, passa a secretar o hormônio estradiol.

Sob ação hormonal, ocorre a ovulação (rompimento do folículo, com a liberação do ovócito secundário).

Depois da ovulação, inicia a fase lútea. O folículo rompido forma um tecido chamado corpo lúteo, que produz estrogênio e progesterona. A progesterona, inclusive, promoverá modificações no endométrio para a manutenção de uma possível gravidez. Se a gravidez não acontecer, o corpo lúteo regride e a produção dos hormônios é interrompida. O corpo lúteo é absorvido e o endométrio se descama, iniciando a menstruação.

Os ovários produzem os gametas femininos (ovócitos secundários) e os hormônios femininos (estrógeno e progesterona). Nos ovários estão os folículos. O folículo é formado pelo ovócito e as células que envolvem esse ovócito.

Na ovulação, o ovócito é liberado após o rompimento do folículo maduro. A ovogênese é o processo de formação, crescimento e maturação dos óvulos. Inicia-se na idade fetal, pausa na infância e volta a ocorrer na adolescência. Tem três etapas:

Multiplicação: ocorre na vida intrauterina. Mitoses dão origem às ovogônias (células diploides). Assim, um bebê ao nascer tem em seus ovários um número limitado de ovogônias.

Crescimento: ainda na fase intrauterina, as ovogônias sofrem meiose, originando ovócitos primários (células na prófase I da meiose), permanecendo assim até à puberdade.

Maturação: na puberdade, os ovócitos primários dão continuidade à meiose, originando ovócitos secundários. A liberação destas células haploides é a ovulação.

TUBAS UTERINAS

🔑 PALAVRAS-CHAVE:
fímbrias – fecundação – intramural – istmo – ampola – infundíbulo

As tubas uterinas são tubos com extremidades que se abrem na cavidade peritoneal. Essas extremidades possuem prolongamentos – as fímbrias – que são "franjas" que auxiliam no transporte do óvulo até o útero.

A fecundação ocorre nas tubas uterinas. São divididas em quatro partes:

Intramural: porção uterina.

Istmo: porção medial.

Ampola: porção mais dilatada, onde ocorre a fertilização do óvulo.

Infundíbulo: porção distal, próxima aos ovários.

Após ser fertilizado, o ovócito passa a ser chamado de zigoto, passando por uma série de divisões celulares e é transportado para o útero ao longo da tuba.

VÍDEO:

ÚTERO

🔑 PALAVRAS-CHAVE:
fundo – corpo – colo uterino – perimétrio – miométrio – endométrio

É no útero que o embrião se desenvolve. Apresenta três porções: fundo, corpo e colo uterino. O colo uterino é também chamado de cérvice uterina. É a pare mais baixa do útero. Há glândulas que liberam secreções importantes para a fertilização.

A parede do útero possui três camadas: a mais externa (revestimento epitelial, chamado de perimétrio); a intermediária (que é o miométrio – formada por tecido muscular liso. Durante a gravidez o miométrio apresenta grande aumento do número de células musculares e também o aumento destas células); e a mais interna (o endométrio, que se modifica ao longo do ciclo menstrual).

VÍDEO:

VAGINA

> **🔑 PALAVRAS-CHAVE:**
> cópula – parto – menstruação – mucosa – muscular – adventícia – glicogênio

A vagina é um órgão muscular através do qual ocorrem:
A cópula.
A saída do feto durante o parto normal.
A eliminação do sangue menstrual.

A parede da vagina consiste em três camadas: mucosa, muscular e adventícia. Pode-se expandir em até 200% durante o parto. A elasticidade da vagina se reduz com o avanço da idade. O epitélio vaginal é capaz de produzir e acumular glicogênio, sob o estímulo do estrogênio.

Esse glicogênio é liberado no lúmen da vagina quando as células do epitélio descamam, sendo também utilizado por bactérias para a produção de ácido lático. O ácido lático tornam o pH vaginal ácido, uma característica que protege a região da ação de microrganismos patogênicos.

A microbiota da vagina é composta por uma série de bactérias e fungos que também são responsáveis pela proteção da vagina.

Sistema Reprodutor Feminino

SISTEMA REPRODUTOR MASCULINO

O SISTEMA REPRODUTOR MASCULINO

> 🔑 **PALAVRAS-CHAVE:**
> gametas masculinos – testosterona – órgãos externos – órgãos internos

O sistema reprodutor masculino produz os gametas masculinos. Também sintetiza testosterona, importante hormônio relacionado com a produção dos espermatozoides, desenvolvimento das características sexuais secundárias e aumento da massa muscular.

É formado por órgãos externos (bolsa escrotal e pênis) e órgãos internos (testículos, epidídimos, ductos deferentes, ducto ejaculatório, uretra, vesículas seminais, próstata e glândulas bulbouretrais).

O pênis é o órgão da cópula. Possui tecido erétil (corpos cavernosos e corpo esponjoso), o qual se enche de sangue durante a excitação sexual.

A bolsa escrotal localiza-se logo abaixo do pênis. Possui duas cavidades, ficando um testículo de cada lado. A bolsa escrotal possui importante papel no controle da temperatura ao redor dos testículos. A temperatura do saco escrotal é inferior à temperatura intra-abdominal. Em ambientes frios, a pele enruga-se e eleva o saco escrotal, trazendo o testículo para mais perto do corpo.

SÊMEN

🔑 PALAVRAS-CHAVE:
espermatozoides – espermatogênese – meiose – testículos – epidídimos – ejaculação – próstata

Nos testículos os espermatozoides são formados. Mas eles são produzidos nos túbulos seminíferos. Espermatogênese é o processo de formação dos espermatozoides (gametas masculinos). Nos túbulos seminíferos estão as espermatogônias (células diploides), que se diferenciam em espermatócitos I, que sofrem meiose e originam os espermatócitos II e, posteriormente, em espermátides.

Através da especiação, as espermátides perdem o citoplasma e, a partir do centríolo, desenvolvem um flagelo, transformando-se em espermatozoides. A produção de espermatozoides ocorre da puberdade até o fim da vida. Além de produzir gametas, os testículos também têm papel na produção de testosterona.

Os testículos são formados na cavidade abdominal só ocupando a bolsa escrotal no final da gestação. Na margem posterior dos testículos, estão os epidídimos – grandes túbulos enovelados – nos quais os espermatozoides adquirem maturidade e desenvolvem capacidade de movimentação.

Os epidídimos são continuados pelos ductos deferentes que passam atrás da bexiga urinária. Daí encontram as vesículas seminais e formam os ductos ejaculatórios. As vesículas seminais secretam um fluido que compõe 60% do volume do sêmen, líquido eliminado na ejaculação. Possui frutose, para garantir a energia necessária para os espermatozoides. O restante é produzido pela próstata. Mas antes da ejaculação, uma secreção é liberada na uretra para neutralizar resíduos de urina. Essa secreção é produzida nas glândulas bulbouretrais.

PRÓSTATA

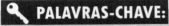

PALAVRAS-CHAVE:
sêmen – líquido seminal – espermatozoides – uretra

A próstata localiza-se abaixo da bexiga urinária, anteriormente ao reto. É uma glândula que produz uma secreção que faz parte do sêmen, juntamente com o líquido seminal produzido pelas vesículas seminais, e juntamente com os espermatozoides produzidos nos testículos.

A uretra passa pelo interior da próstata e do pênis até alcançar o meio exterior. A secreção da próstata protege os espermatozoides do ambiente ácido da vagina e faz com que eles se tornem mais móveis, para que cheguem até o óvulo.

SISTEMA TEGUMENTAR

O SISTEMA TEGUMENTAR

> **🔑 PALAVRAS-CHAVE:**
> pele – epiderme – derme – proteção – termorregulação – percepção sensorial – vitamina D

O sistema tegumentar é composto pela pele e anexos (unhas, cabelos, pelos e glândulas). São funções:
Proteger contra agentes patogênicos.
Proteger contra atrito
Evitar a perda de água.
Atuar na termorregulação.

Atuar na percepção sensorial.
Atuar na síntese de vitamina D.

A pele é comporta por duas camadas:
Epiderme: mais externa, formada por tecido epitelial.
Derme: mais interna, formada por tecido conjuntivo.

A pele apresenta diferenças quanto aos locais: a palma das mãos e a planta dos pés, por sofrerem atrito maior, possuem epiderme com várias camadas celulares, e uma camada superficial de queratina bastante espessa. Sem pelos ou glândulas sebáceas, mas com abundância de glândulas sudoríparas.

Já o restante do corpo, possui epiderme com poucas camadas celulares e uma camada de queratina fina.

Sistema Tegumentar

EPIDERME

🔑 **PALAVRAS-CHAVE:**
mitose – camada córnea – queratina – melanócitos – melanina

A epiderme não é vascularizada, sendo nutrida pela derme por difusão. Varia de espessura em diferentes partes. As células originam-se na camada basal e se movem para cima. São formadas por mitose nas camadas mais internas. Quando chegam à camada mais superficial (camada córnea), as células estão mortas e são compostas por queratina.

O estrato córneo é essa cama mais externa. Nele estão presentes células mortas, com grande quantidade de queratina, que se descamam continuamente. A sua espessura relaciona-se com os estímulos. Por exemplo, os calos resultam do estímulo (atrito) constante.

Na epiderme estão os melanócitos, células que produzem melanina – pigmento que dá cor à pele.

VÍDEO:

DERME

> **🔑 PALAVRAS-CHAVE:**
> tecido conjuntivo – colágeno – elastina – fibras reticulares – vasos sanguíneos – glândulas – folículos pilosos

A derme é constituída por tecido conjuntivo, vasos sanguíneos e linfáticos, terminações nervosas, glândulas, folículos pilosos, colágeno, elastina e fibras reticulares. Estas fibras estão impregnadas de uma substância tipo gel (contendo ácido hialurônico), que tem alta capacidade de fixar a água e contribui para manter o volume da pele.

À medida que envelhecemos, a produção natural de colágeno e elastina declina, e diminui a capacidade da pele para fixar água. A pele perece menos tonificada e aparecem as rugas.

As unhas são placas de queratina localizadas nas pontas dos dedos. Os pelos estão espalhados por todo o corpo, exceto nas palmas das mãos e nas plantas dos pés, e certas áreas da região genital.

Os pelos e cabelos são formados por restos de células epidérmicas mortas compactadas e por queratina, e se formam dentro do folículo piloso.

Sistema Tegumentar

VÍDEO:

GLÂNDULAS EXÓCRINAS

🔑 PALAVRAS-CHAVE:
secreções – sebo – suor – cera – leite materno

As glândulas exócrinas liberam suas secreções para fora do corpo. Glândulas sebáceas secretam sebo (substância oleosa) junto aos folículos pilosos, o que evita o ressecamento da pele e cabelos.

As glândulas sudoríparas secretam o suor através de poros na superfície da pele, ajudando a manter a temperatura corporal.

As glândulas ceruminosas produzem cera de ouvido, que mantém a superfície externa do tímpano flexível.

As glândulas mamárias produzem o leite materno.

Fisiologia Geral Descomplicada

SISTEMA IMUNE

SISTEMA IMUNE

> **🔑 PALAVRAS-CHAVE:**
> Leucócitos – linfócitos – macrófagos – tecido hematopoiético – linfonodos – resposta imune

O sistema imune ou sistema imunológico garante proteção ao organismo por meio de diversos mecanismos de defesa. Reúne células livres (leucócitos, linfócitos e macrófagos), tecido hematopoiético, linfonodos e órgãos, como o timo e o baço.

Na defesa, têm-se as barreiras mecânicas, como a pele. Lágrima, saliva, suco gástrico e suor são secreções protetoras que impedem a entrada e proliferação de microrganismos. A lágrima lubrifica os olhos e ajuda a proteger o globo ocular de infecções. A saliva mantém a lubrificação da boca e ajuda a proteger de microrganismos que podem invadir os órgãos do sistema digestório e respiratório. O suco gástrico, que atua no processo de digestão dos alimentos, por sua acidez elevada, impede a proliferação de microrganismos. O suor ajuda a impedir a entrada de microrganismos na pele.

Antígeno é qualquer substância reconhecida como estranha pelo organismo, capaz de estimular uma resposta imune.

O processo de defesa do corpo através do sistema imunológico é chamado de resposta imune.

O sistema imune também identifica e destrói células danificadas ou mutantes, constituindo a primeira linha de defesa contra o câncer. Também atua na rejeição de um órgão transplantado, nas reações alérgicas e nas doenças autoimunes.

Sistema Imune

GLÓBULOS BRANCOS

🔑 **PALAVRAS-CHAVE:**
Leucócitos – diapedese – fagocitose – quimiotaxia – granulócitos – agranulócitos

Os leucócitos são células produzidas pela medula óssea e linfonodos com a função específica de defesa do organismo. Têm a capacidade de diapedese, isto é, saem dos vasos sanguíneos, passam por entre as células que formam a parede do capilar e migram para os tecidos, onde se encontram com os microrganismos invasores. Então, fazem a fagocitose, englobam partículas estranhas e realizam a digestão, destruindo o invasor. Os leucócitos são atraídos para os locais infectados por quimiotaxia, onde substâncias originadas pelos microrganismos e pelo próprio tecido infectado atraem os leucócitos, provocando neles uma resposta migratória (a diapedese, como visto)

GRANULÓCITOS E AGRANULÓCITOS

🔑 PALAVRAS-CHAVE:
grânulos – neutrófilos – eosinófilos – basófilos – linfócitos

Os leucócitos são classificados em granulócitos (com grânulos no seu citoplasma) e agranulócitos (sem os grânulos).

Os granulócitos são classificados em três tipos: neutrófilos, eosinófilos e basófilos. Os neutrófilos são responsáveis por fagocitar organismos invasores. Os eosinófilos estão envolvidos com reações alérgicas e infecções parasitárias. Os basófilos liberam histamina e heparina, atuando nas respostas alérgicas e evitando a coagulação do sangue.

Já os agranulócitos são classificados em linfócitos, tipo B e T, com importante papel na resposta imune. E monócitos que, por diapedese, chegam ao tecido conjuntivo, e se desenvolvem em macrófagos, com alto poder fagocitário.

Leucograma é o exame com a contagem total de leucócitos, e a contagem diferencial de cada um de seus tipos.

LINFÓCITOS

> 🔑 **PALAVRAS-CHAVE:**
> Linfócitos B – linfócitos T – linfócitos NK – plasmócitos – linfopenia – linfocitose

Os linfócitos originam-se por diferenciação das células-tronco da medula óssea vermelha, e deslocam-se através do sistema linfático. Possuem importante papel na defesa do corpo. São classificados em três grupos: linfócitos B, linfócitos T e linfócitos NK (*natural killer*).

Os linfócitos B são estimulados por antígenos que se ligam a receptores de membrana específica, e diferenciam-se em plasmócitos que fabricam e liberam no sangue os anticorpos. Os linfócitos B também são responsáveis pela apresentação dos antígenos para os linfócitos T. os linfócitos B estimulados que não se diferenciam em plasmócitos, originam células B de memória imunitária. Essas células de memória reagem rapidamente quando ocorre uma segunda exposição ao antígeno.

Os linfócitos T possuem na membrana plasmática moléculas que reconhecemos antígenos e ligam-se a eles. Podem ser linfócitos T helper (que ajudam os linfócitos B a se diferenciarem em plasmócitos), linfócitos citotóxicos que garantem a morte das células estranhas, induzindo-as a entrarem em apoptose. E linfócitos NK, matadoras naturais, que são capazes de distinguir células infectadas ou células tumorais e atacá-las.

A concentração de linfócitos no sangue depende da condição física do indivíduo. Em casos de imunodeficiência, a concentração é baixa (linfopenia). Em caso de infecções ou rejeições a transplantes, ela aumenta (linfocitose). Pela contagem de linfócitos é possível monitorar doenças e infecções. Enfim, os linfócitos variam conforme a função, e direcionam a resposta imune.

TIPOS DE IMUNIDADE

🔑 PALAVRAS-CHAVE:
Imunidade natural – imunidade adquirida – imunidade ativa – imunidade passiva – imunidade humoral – imunidade celular

A imunidade pode ser classificada como: natural, adquirida, ativa, passiva, humoral e celular.

Imunidade natural (ou inata) não é específica e não muda de intensidade. O organismo apresenta imunidade natural desde o nascimento. Relaciona-se com barreiras mecânicas, como a pele, e com a produção de substâncias protetoras, presentes na lágrima e na saliva, por exemplo.

Imunidade adquirida (ou adaptativa) é específica e sua resposta é variável, uma vez que se desenvolve durante a vida do indivíduo, conforme se entra em contato com agentes invasores.

Na imunidade ativa o próprio organismo desenvolve uma resposta imunológica quando se tem o contato com o agente estranho.

Na imunidade passiva, o organismo não desenvolve reação imunológica, pois já recebe os anticorpos prontos.

BAIXA IMUNIDADE

🔑 PALAVRAS-CHAVE:
imunodepressão – imunossupressão – imunodeficiência

A imunodepressão ocorre quando o sistema imunológico tem a redução da capacidade de responder aos agentes agressores. Um exemplo é a infecção pelo HIV. O HIV provoca imunodepressão, pois ataca células do sistema imunológico.

A imunossupressão também é a redução da atividade imunológica, mas de forma intencional, no transplante de órgãos para evitar a rejeição, e no tratamento de doenças autoimunes.

A imunodeficiência de natureza genética é chamada de imunodeficiência congênita.

Hábitos saudáveis, dormir bem e prática de exercícios físicos auxiliam um bom funcionamento do sistema imune. Evitar o estresse também.

VÍDEO:

IMUNIDADE ATIVA

> 🔑 **PALAVRAS-CHAVE:**
> Antígeno – anticorpo – imunidade ativa natural – imunidade ativa artificial – vacinação

O organismo produz os anticorpos que irão reagir contra certos antígenos. Essa produção acontece quando o organismo entra em contato com microrganismos invasores (vírus, bactérias, fungos e protozoários). Esse tipo de imunidade ativa geralmente dura por vários anos, às vezes, por toda uma vida.

A imunidade ativa natural acontece dessa forma: por exposição a agentes infecciosos.

A imunidade ativa artificial consiste na introdução de pequenas doses de antígenos atenuados. É assim que atua a vacina, desencadeando resposta imune sem provocar a doença. Seja qual for o procedimento de produção da vacina, esse método sempre se configura como uma imunização ativa.

Entre a imunização natural e a vacinação, a melhor opção continua sendo a vacinação, pois ela possibilita que o organismo consiga obter resposta imunitária sem correr riscos maiores ou sequelas.

As vacinas passam por testes bem rigorosos, sendo seguras e confiáveis. Os antígenos numa vacina podem ser: fragmentos não infecciosos de bactérias ou vírus, toxina modificada para se tornar inofensiva (toxoide), bactérias ou vírus atenuados, sem a capacidade de provocar danos ao organismo. Algumas vacinas precisam apenas de uma ou duas doses, pois despertam uma resposta imune muito robusta e conseguem prevenir as doenças para o resto da vida.

Fisiologia Geral Descomplicada

IMUNIDADE PASSIVA

🔑 PALAVRAS-CHAVE:
anticorpos – natural – artificial – soros

Acontece quando o organismo recebe anticorpos já prontos. Estes anticorpos foram produzidos por outro organismo.

A imunidade passiva natural ocorre durante a gestação e na lactação, quando o bebê recebe anticorpos maternos que conferem uma primeira proteção contra os agentes infecciosos. Já na imunização passiva artificial, os soros promovem combate imediato aos antígenos. Mas nesse caso, como o organismo não produz as células de memória, os antígenos são combatidos somente uma vez. Esse processo torna-se necessário quando não há tempo para gerar uma resposta imunitária completa. Por exemplo: picadas de animais peçonhentos, que podem levar à morte caso os anticorpos não estejam no organismo rapidamente.

PRODUÇÃO DE SOROS

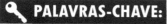
veneno – animais peçonhentos – anticorpos

A produção do soro inicia com a retirada do veneno dos animais peçonhentos (como serpentes, aranhas, escorpiões, taturanas). Depois de retirado, o veneno é liofilizado (ou seja, retira-se toda a água) e armazenado em freezer. Esse veneno é reidratado com soro fisiológico. Antes de injetá-lo no cavalo, esse veneno é ainda mais diluído, tornando-se menos forte. Depois de diluído, esse veneno é injetado em pequenas doses em cavalos, mantendo o intervalo de alguns dias entre uma aplicação e outra. A cada aplicação, a diluição dele vai diminuindo, de forma que se tenha uma maior concentração de veneno. À medida que o cavalo recebe doses diluídas de veneno, seu organismo produz anticorpos para combatê-lo. Ao passar de algumas semanas, o animal já está imune àquele veneno e, então, se realiza a sangria, que é a retirada do sangue do animal. O sangue passa por processo de separação do plasma, pois é nele que estão os anticorpos produzidos pelo organismo do cavalo.

RESPOSTA IMUNE PRIMÁRIA E SECUNDÁRIA

> **🔑 PALAVRAS-CHAVE:**
> anticorpos – sistema macrofágico – linfócitos – memória imunológica – vacinas

Ao receber um antígeno, o organismo após certo tempo, passa a liberar no plasma sanguíneo uma taxa crescente de anticorpos específicos para esse antígeno. Quando os antígenos têm contato com o sistema imune, o corpo o reconhece e cria uma resposta imunitária primária, que é a resposta inicial. Essa resposta inicial refere-se à ativação inicial do sistema macrofágico, seguida de ativação do sistema linfocítico. Há participação de várias células, incluindo monócitos, macrófagos, linfócitos T e B, com formação de imunoglobulinas, resultando na formação de células de memória T e B.

Na resposta imune, o organismo é capaz de reconhecer um antígeno estranho e a produzir anticorpos (imunoglobulinas) para esse antígeno. Numa segunda exposição a esse mesmo antígeno, a taxa de anticorpos se eleva rapidamente e a um nível ainda mais alto. Esta é a resposta imune secundária, onde certos linfócitos B diferenciados passam a ser células de memória.

A memória imunológica ocorre porque certas células que já produziram anticorpos podem reter essa informação e voltar a fabricá-los mais rapidamente. Por isso, as doses de reforço de vacinas garantem por mais tempo os altos níveis de anticorpos no plasma sanguíneo.

IMUNIDADE HUMORAL E CELULAR

🔑 PALAVRAS-CHAVE:
anticorpos – linfócitos – IgG – IgA – IgM – IgD – IgE – reação antígeno-anticorpo – complexo imune

A imunidade humoral envolve a produção de anticorpos. Anticorpos são proteínas sintetizadas pelos plasmócitos, que são originados da diferenciação dos linfócitos B. A imunidade celular, por sua vez, é aquela que ocorre pela ação dos linfócitos T.

A imunidade humoral pode ser transmitida pelo plasma ou soro. Há cinco tipos de imunoglobulinas: IgG, IgA, IgM, IgD e IgE. Na resposta imune celular, as moléculas de reconhecimento ficam aderidas à membrana dos linfócitos T. Os linfócitos T sensibilizados atuam em casos de: rejeição de transplante, imunidade contra inúmeros bacterianos e virais, certas doenças autoimunes. O termo humoral vem do latim: humor, que significa fluido ou líquido humoral.

A função dos anticorpos é identificar e neutralizar os antígenos. Os anticorpos se combinam quimicamente com os antígenos, inativando-os. A reação antígeno-anticorpo é exclusiva, onde cada tipo de anticorpo é capaz de identificar apenas um tipo de antígeno. Por isso, os anticorpos são proteínas específicas de defesa. Com o complexo imune formado, o antígeno é neutralizado e, posteriormente, eliminado definitivamente pelas células fagocitárias, principalmente macrófagos. A imunidade humoral consiste no mais importante mecanismo de defesa contra microrganismos e substâncias tóxicas.

ANTICORPOS

> **PALAVRAS-CHAVE:**
> plasmócitos – linfócitos B – IgG – IgA – IgM – IgD – IgE

Os anticorpos (ou imunoglobulinas) são moléculas que atuam na defesa do organismo. São produzidos pelos plasmócitos (derivados da diferenciação dos linfócitos B). São formados por cadeias de polipeptídeos leves e pesados, dispostos em formato de Y. Há uma porção chamada de constante e outra chamada de variável. E é essa porção variável que se liga ao antígeno, por isso é específica. Há cinco classes distintas de anticorpos:

IgG: há em maior quantidade no nosso corpo. Atravessa a placenta e chega ao feto. São anticorpos de memória. São formados em momentos tardios de infecção e servem para proteger de infecções futuras.

IgM: são os anticorpos formados durante a resposta primária, sendo os primeiros a se formarem. Quando os níveis de IgM estão altos, isso indica infecção recente. Associados à fase aguda de infecções.

IgA: é encontrada nas secreções (fluidos nasais, saliva, lágrima, leite materno). Protege o corpo através das mucosas.

IgD: relaciona-se com a diferenciação dos linfócitos B.

IgE: relacionada a processos alérgicos, verminoses e protozooses.

INFLAMAÇÃO

🔑 PALAVRAS-CHAVE:
resposta não-específica – infecções – rubor – calor – edema – dor – perda da função – neutrófilos – mastócitos – macrófagos – mediadores químicos

A inflamação ou processo inflamatório é uma resposta não específica a uma lesão nos tecidos. Lesões causadas por infecções virais ou bacterianas, por agentes traumáticos, exposição a raios UV, queimaduras, por exemplo. A resposta inflamatória envolve várias células do sistema imune, mediadores moleculares e vasos sanguíneos.

As características do processo inflamatório são: rubor, calor, edema, dor e perda da função. O rubor é causado pela dilatação dos vasos sanguíneos da área lesada. O calor resulta do aumento da circulação sanguínea nessa área. O edema ocorre pelo acúmulo de fluido no espaço extravascular. A dor é provocada pela tensão e compressão às terminações nervosas, seguida de perda de função.

Neutrófilos e mastócitos têm participação nesse processo. Quando ocorre um dano ao tecido, ou este é invadido por microrganismos, os mastócitos do tecido liberam histamina, que provoca vasodilatação arterial e aumento da permeabilidade dos capilares sanguíneos. O que resulta no aumento no fluxo sanguíneo local e acúmulo de fluidos extracelulares (edema).

Os neutrófilos são os primeiros a chegar à lesão e sua migração para o local é induzida por quimioterapia. Estes fagocitam os patógenos e liberam mediadores, que atraem macrófagos para o local da inflamação.

Os macrófagos fazem fagocitose e liberam mediadores: prostaglandinas, leucotrienos e citocinas. São as citocinas que atraem os leucócitos.

O pus é resultado do acúmulo de células e microrganismos mortos, de fluidos e de proteínas.

Quando a causa da inflamação é removida, a resposta inflamatória acaba e certas citocinas iniciam o processo de cicatrização. Se o agente causador for algo pontual, como em um trauma, o processo inflamatório será autolimitado. Se houver um agente invasor persistente, o processo inflamatório continuará até que a causa seja eliminada.

Sistema Imune

REFERÊNCIAS

DANGELO e FATTINI. **Anatomia Humana Sistêmica e Segmentar**. 3ª edição, 2011.

GUYTON, A. C.; HALL, J. E. **Fisiologia Médica**. Rio de Janeiro: Guanabara Koogan, 10ª edição, 2012.

MONTENEGRO, M. C. S. **Anatomia e Fisiologia**. Instituto Federal de Educação, Ciência e Tecnologia – Paraná, 2010.

REFERÊNCIAS DAS FIGURAS

DUARTE, Hamilton Emídio. **Anatomia Humana** – 1. ed. 2. reimp. Florianópolis: Universidade Federal de Santa Catarina, 2014.

MOORE: Keith L. **Anatomia orientada para a clínica**. 7 ed. Rio de Janeiro: Guanabara Koogan, 2014.

NASCIMENTO JÚNIOR, B. J. **Anatomia humana sistemática básica**. Ilustrações Orlando Matos de Almeida Neto (Myl Hause) – Petrolina, PE: UNIVASF, 2020.

SOBOTTA, **Atlas de Anatomia Humana**, volume 2 / editado por R. Putz e R. Pabst, Rio de Janeiro: Guanabara Koogan, 2008.